擊退乳癌

治療乳癌的方法及乳房重建後的自我照護

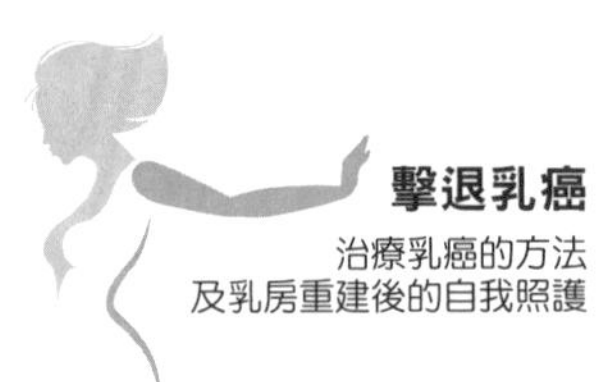

目錄

擊退乳癌

治療乳癌的方法及乳房重建後的自我照護

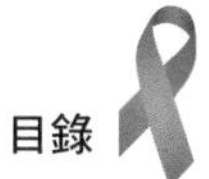

Part 1 乳癌的治療選擇

Part 2 乳房的重建思考

Part 3 吃對營養，有效抗癌

Part 4 心理調適，走出低谷

Part 5 相信醫生，樂觀重生

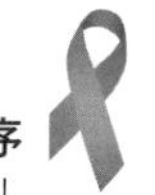

審訂推薦序

搞懂乳癌治療及康復，並非難事！

文／張金堅（臺灣大學醫學院外科名譽教授、乳癌防治基金會董事長）

眾所週知，35年來，癌症已蟬連國人十大死因之首，而乳癌的發生率高居女性第一位。近年來國人乳癌篩檢率逐年增加，加上醫療精進，治療多元、完整，乳癌活存率大大提升，死亡率降低，居女性第四位，但每年仍奪走近2200位婦女性命，加上乳房是女性魅力所在，一旦罹癌，對身心打擊尤鉅，乳癌防治一直是國內婦女朋友最為關心的重要議題。

董氏基金會長期以來關切國民健康，發行的《大家健康》雜誌，對於衛生保健之推廣更是不遺餘力，此次動員多位編輯與記者，以訪問方式諮詢國內乳癌權威，不管是乳癌手術、化療、放療、重建手術、營養照顧、心理重建，乃至於婚姻生子、家人陪伴關懷等，都能請教到該領域的知名專家，針對癌友最感困惑或最難克服的問題，深入剖析，進而提出具體可行且有效的解決方案，可說是匯集國內專家的智慧、經驗，精心彙整，編輯成書。

個人深信本書除了提供正確資訊外，可以陪伴癌友或家屬在治療期間，乃至追蹤、康復階段，隨時給予指引，且有助破解迷思，不致徬徨，更可以使病友走出陰霾、建立自信、重拾健康。

當今21世紀是強調精準醫學的時代，醫療個人化及以病友為中心的照護模式已是時勢所趨。過去是醫療提供照顧者驅動（health care provider driven）回應（reactive）的醫療，已被病人驅動（patient driven）前瞻式（proactive）的醫療取代。病人的參與權（participatory）及病人介入（share）的照護被大家所重視，《擊退乳癌：治療乳癌的方法及乳房重建後的自我照護》正是提供癌友及全民「知」及「參與」的權利，是一本值得展讀，值得推薦的好書。

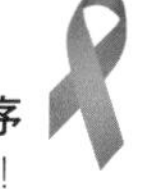

審訂推薦序

從罹癌、確診到治療及重建，照護乳癌病友的實用工具書！

文／曾令民（臺北榮民總醫院乳房醫學中心主任）

當一個病人被診斷發現乳癌，就像我們在電腦上按下reset一樣，然而，心中常浮出一連串的問號，到底該怎麼重新開始？女性思維這麼細緻、敏感，該如何用呵護又簡單易懂的問答方式去呈現，牽引著她，告訴她下一步會遇到什麼？該用什麼樣的心境去面對？

當看到《擊退乳癌：治療乳癌的方法及乳房重建後的自我照護》這樣的一本書，對於「病人確診後是否需要再尋求第二、第三意見？如何看懂乳癌檢驗報告？怎麼了解得到乳癌後的存活率？」都有了說明，這是安心reset的開始。

許多病友都說被告知罹患乳癌時，腦海中一連串的問號讓她們常難以承受，「胸部會被切除嗎？還能正常上班嗎？」、「聽說癌症很可怕，有治癒的機會嗎？」乳癌的治療百百種，該選擇哪種治療方式？化療是否最難過？能否做標靶治療？書中皆有不同角度的切入及精闢的詮譯，讓病人去思考與抉擇。

而手術前必懂的事，乳房重整手術圖文解釋及「重建後的照護與保養」篇章，都非常貼近與關懷病友的需要。至於少見的問題諸如「懷孕時得乳癌，治療與小孩怎麼取捨？」，現今醫療院所推行的「乳癌整合醫療門診，能幫什麼忙？有必要嗎？」文章中都有簡潔易懂的說明。本書亦觸及術後保健諸如「罹癌後怎麼吃？大豆、山藥，乳癌患者可以吃嗎？術後怎麼運動復健等？」可說是涵蓋層面甚為周詳細膩。

至於病人心理層面的照護及家屬的應對，是抗癌的重要課題，文中藉由報導病友的故事，讓病人感覺不孤單，因為有人走過，願意互相扶持，能讓病友更有勇氣面對。

《擊退乳癌：治療乳癌的方法及乳房重建後的自我照護》是一本全方位的工具書，同時照護病人及家人的心情，從罹癌、確診、治療、重建到保健，都有詳實及清楚易懂的解說，是值得推薦的一本書！

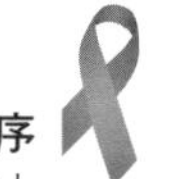

出版序

不要再信民間的偏方，避免乳癌病情惡化！

文／姚思遠（董氏基金會執行長）

董氏基金會發行的《大家健康》雜誌，除了實體雜誌及網站（healthforall.com.tw）外，亦有企劃出版健康樂活、心理勵志、公共衛生等類別的書籍。其中「健康樂活」類別的醫療保健書籍，是主要的出版方向。

《預約膝力人生：膝蓋要好，這樣保養才對！》、《成功打造防癌力，調好體質不生病！》及《啟動護眼行動，別讓眼睛老得快！》等書的相繼出版，提供國人實用的醫療保健常識，書籍也獲得通路及媒體的好書推薦肯定。

我們期望這類書籍的出版，協助民眾瞭解各種疾病的成因及日常預防照護的知識，進而身體力行這些受用的保健常識。面對受疾病困擾的朋友，我們也特別在這類書中，介紹治療後應注意的事項及相關的醫療知識。

乳癌是臺灣婦女癌症發生率的第一位，此次出版《擊退乳癌：治療乳癌的方法及乳房重建後的自我照護》一書，希望能成為乳癌病友、家屬的實用照護書。

我們在書中強調一個重要的觀念，乳癌並不可怕，可怕的是妳不去面對及積極治療。書中介紹正確的乳癌治療方法，甚至病友最擔心是否切除乳房再重建的問題，以及未來如何做復健、保養，都有醫師詳盡的說明。如果不幸遇到這方面的問題，請不要再信民間的偏方，避免讓病情更加惡化！

書中最後亦有相關照護經驗及醫療資源，提供給病友及家屬參考，祝福病友能擊退乳癌，早日康復！

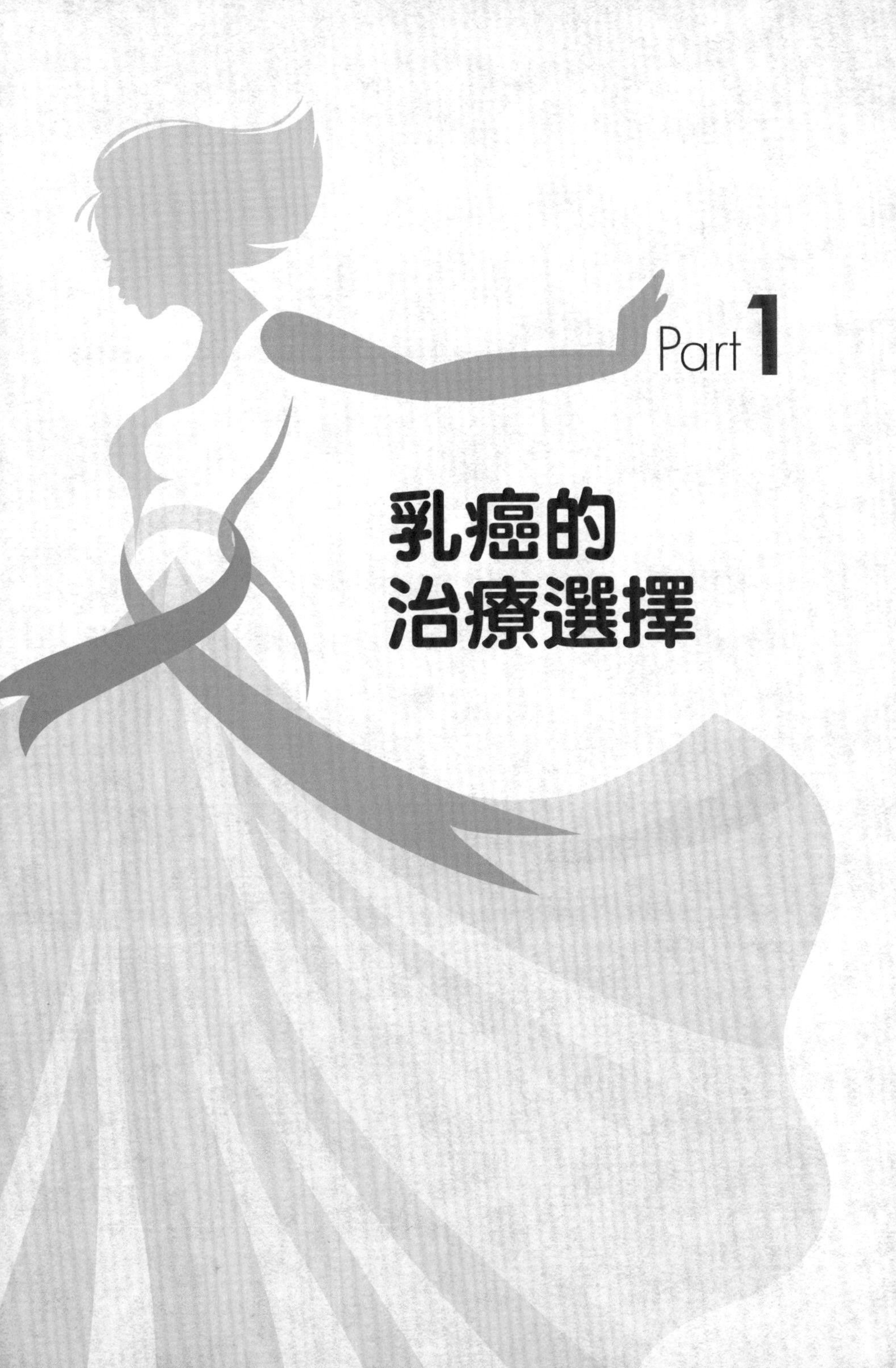

Part 1

乳癌的治療選擇

1-1

當醫師說我得了「乳癌」……

「為什麼得病的是我？」幾乎每個罹患癌症的病友都曾有這樣的疑問，乳癌防治基金會董事長、台安醫院總顧問張金堅指出，臺灣確診罹患乳癌的病人中，僅有5%與遺傳基因有關，歐美約10%，也就是說，除了先天因素以外，有九成以上的成因，可能都與後天環境有關。

乳癌跟女性荷爾蒙有很大的關係，女性荷爾蒙易與雌激素受體（ER）和黃體素受體（PR）結合，刺激乳癌細胞成長，所以高危險群是初經早（11歲以前）或停經晚（55歲以後），或不育、晚生育（超過35歲）的女性。

另外，有些危險因子對乳癌也是強烈的誘發因素，像是肥胖、環境荷爾蒙、不當服用荷爾蒙補充劑、常熬夜、日夜顛倒的作息、嗜吃高熱量食物等，所以護理師、空姐也是高危險群，應定期作檢查。

會不會是報告弄錯
需要再尋求第二、第三意見嗎？

從醫師口中聽到罹癌的診斷，病人十有八九都希望，是報告弄錯了，許多病患會尋求第二、第三意見，甚至有人尋求五、六位醫師的診斷，怕的就是誤診。不過，醫師們指出，實際上弄錯的機率很低，除非是相當少見的作業疏漏（例如：錯置檢體或報告），否則以目前的診斷技巧來看，解讀影像上會有稍許誤差，但誤診卻非常少見。至於病理檢查，目前在臺灣病理科醫師對檢體報告，均有覆閱機制，對於良惡性之鑑別、診斷非常嚴格，誤診機率非常低。

臺北榮民總醫院乳房醫學中心主任曾令民及和信治癌中心醫院一般外科資深主治醫師余本隆不約而同指出，雖然不反對患者詢問「第二個醫生」，但不希望患者因此在各大醫院一再重複檢查，一方面浪費醫療資源，再者，也可能延誤最佳就診時機。「醫師光是看診、檢驗、解釋給病人了解，就要耗費不少精神，病人與其聽完後又換另一家重頭開始，不如好好選擇一個理想的醫療團隊。」兩位醫師強調。

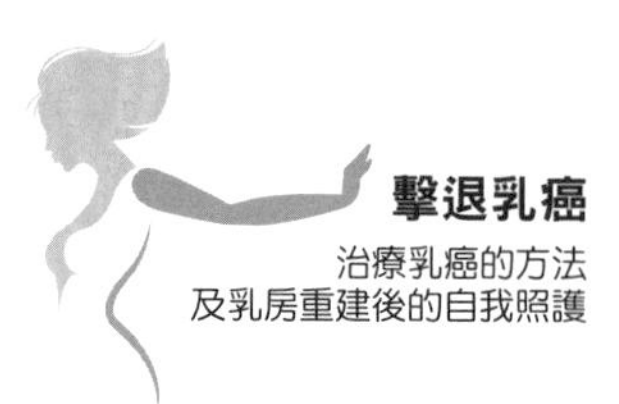

長庚紀念醫院林口總院一般外科乳癌治療中心主任陳訓徹也認為，為了避免延誤病情，尋求第二意見即可，並建議在兩周內與醫師溝通、確定治療方式，不宜延誤。他說明，有些醫師會建議立刻動刀，但病人初聞噩耗，難免慌亂，有時間回家冷靜考慮才最妥當，因治療方式很多種，如果太急躁，不需要切除的也急著切掉，往往日後會後悔；反之，超過兩周才動刀，又易延誤病情，也不恰當。張金堅醫師也提醒，最多尋求第三意見就好。

曾令民醫師指出，目前乳癌的治療方式及步驟，各國醫療團隊幾乎是依據國際間的重要準則，如美國國家癌症資訊網（NCCN）的《乳癌治療建議》，所以哪種病人要先化療再手術？哪種病人只要手術不用化療或放療？或手術後是否要合併標靶治療、荷爾蒙抑制療法及放射性治療？專業的醫生都會依據一定的準則進行處置，醫生與醫生間不可能出現天南地北的差異。

（採訪整理／葉語容、張慧心）

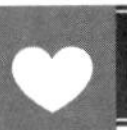

如何看懂乳癌檢驗報告

Q．何謂三陰性乳癌？

當乳癌診斷發現動情激素接受體（ER）、黃體激素接受體（PR）、HER2/neu三種分子生物特性的表現都是陰性，就是所謂的「三陰性」乳癌。其術後復發率高，因為荷爾蒙接受體（ER、PR）皆為陰性，所以無法使用荷爾蒙療法（若呈陽性反應，則可使用荷爾蒙治療）；加上HER2/neu為陰性，也不適用對HER2/neu有效的標靶治療。

目前臨床上對「三陰性」乳癌的治療，多半採取「化學治療」，透過化療藥物與劑量的搭配，達到降低復發率的功效。此外，許多研究在找尋有效的標靶藥物，治療上已有突破，就算確診為三陰性乳癌，也不必過度緊張。

Q．HER2呈陽性反應，代表復發機率大？

若病患診斷為HER2接受器陽性過度表現，表示乳癌的侵略性高，轉移與復發機率大。不過，只要使用標靶藥物治療，便可大為提升治療效果。

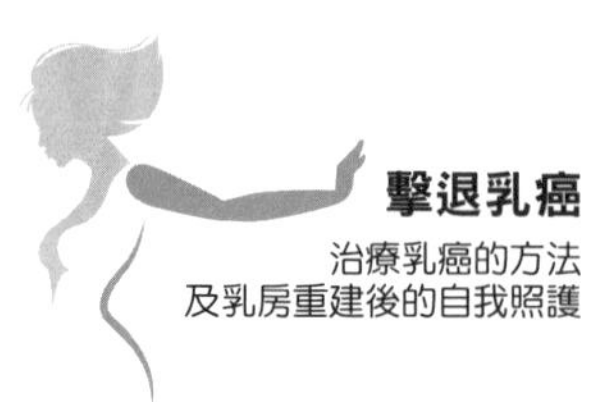

1-2

不要信偏方！6個乳癌患者最想問的事

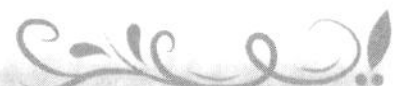

藝人溫翠蘋39歲的么妹被診斷出罹患乳癌後，因誤信謠言，花了約百萬元，購買宣稱可讓癌細胞變良性的睡蓮商品，未料乳癌卻急速惡化，不得不住進安寧病房。一旦確診罹癌後，很多人都會心生恐懼，害怕接受治療，而誤信偏方或民俗療法，錯失治療時機。尤其乳癌在臺灣高居女性癌症發生率第1名、死亡率第4名，是一種不分年齡、男女都可能得到的癌症，更容易成為不肖廠商下手的目標，目前已知好發於44～54歲，以及30多歲的女性。

面對發生率如此高、平均年齡相對較低的癌症，不少病友心中都有許多疑惑，該不該切除乳房？有沒有標靶藥物？治療期間可以正常工作嗎？以下為您整理六個乳癌病友常見的問題。

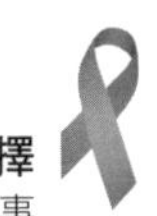

Q 得了乳癌後，我還可以活下來嗎？

正解》第三期前，存活率均高達七成。

根據統計，乳癌平均5年存活率高達80%，除非是惡化最迅速的第四期乳癌，否則患者大多可藉由手術後長期的藥物控制，把乳癌當成「慢性病」來相處。

萬芳醫院乳房外科顧問醫師劉自嘉指出，以10年存活率來說，零期的原位癌約100%，第一期乳癌則約95%、第二期約90%、第三期約70%、不過，到了第四期，就只剩下20%；換句話說，乳癌只要早期發現，其實是存活率很高的一種癌症。就算確診時已是第四期，目前存活期也已延長到4年，有些甚至可長達7～8年，提醒患者，千萬不要諱疾忌醫、誤信偏方，延誤治療時機。

Q 治療乳癌，胸部會被切除嗎？

正解》視腫塊範圍而定。

乳房是否切除要看腫塊的大小、形狀是否嚴重損壞外

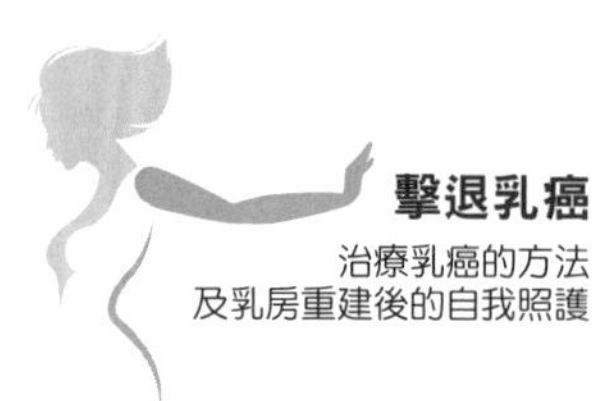

型，通常乳房外科醫師能理解患者的心態，都會希望盡量保留乳房，以臨床經驗來看，約有六成的患者都可保留乳房。若真的非得切除乳房，也可在術前先進行化療，縮小腫塊後，再做部分切除，減少切除的範圍。即使很不幸地整個乳房都得切除，患者也能做重建手術，重拾自信心。

Q 治療期間，還能正常上班嗎？

正解》只要體能狀況許可，均可正常生活。

劉自嘉醫師解釋，目前的治療方式對於病患的生理影響並不大，有些病患甚至不需要使用化療，所以未必會造成味覺、嗅覺上的不適或強烈的疲累感。即便要進行化療，在化療期過後，生理感官也會恢復正常，只要體能許可，就可恢復正常上班與生活。

以劉自嘉醫師的門診經驗來看，約有兩成的患者，會因治療後的心理、情緒因素，像是切除乳房而自卑或心情鬱悶、態度消極，最後變成躲在角落裡暗自啜泣。不過，乳癌防治基金會董事長、台安醫院總顧問張金堅觀察到，約有五

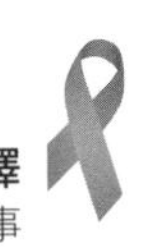

成的患者，心態反而比患病之前更陽光，落實更美好、健康的生活方式，所以親友應鼓勵患者不要自我放棄，敞開心胸接納其他病友的經驗分享與鼓勵，對於身心調適，能有很大的助益。

現在各大醫院皆設有乳癌病友會，能從中給予病患各方面的支持，諸如請醫師、營養師針對是否該服用中藥、保健食品或使用偏方等疑惑進行說明，患者不妨主動詢問。

Q 別人能做標靶治療，我也可以嗎？

正解》HER2陽性與HER2陰性病患都有標靶藥物作為治療選項。

所謂「標靶治療」是針對癌細胞表面之特定分子或抗原進行治療，如同巡弋飛彈對特定目標進行攻擊。張金堅醫師表示，這和化學治療不同，對正常細胞影響較小，病人的副作用也相對較少。

目前乳癌最常用的標靶治療藥物為賀癌平（Herceptin），其作用目標為HER2，亦即「第二型人類上皮

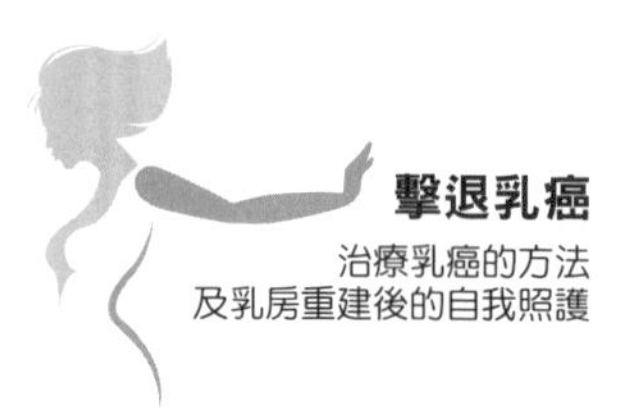

生長因子受體」。一般來說，乳癌病人約25%是HER2呈現陽性，乳癌細胞具有此陽性抗原，使用賀癌平之單株抗體才有效。

另外，有一種小分子酵素抑制劑，衛生署已核准上市，學名為lapatinib，商品名為泰嘉錠（tykerb），可阻斷HER2陽性乳癌細胞內後續的訊息傳導，最終導致細胞死亡，適用於接受過小紅莓、紫杉醇及賀癌平等治療卻無效的HER2陽性病人，或無法耐受之晚期或轉移性乳癌患者，不過目前健保無給付。

至於HER2陰性患者，也有癌思停（Avastin）這種抑制腫瘤血管新生的單株抗體，來達到抑止腫瘤生長的目的。不過目前癌思停並無健保給付，仍然為自費藥品。

Q 健保有給付標靶治療嗎？

正解》目前僅部分給付。

若患者是第二期乳癌有淋巴轉移現象，且有HER2這種抗原受體，健保會給付標靶藥物「賀癌平」進行術後輔助治

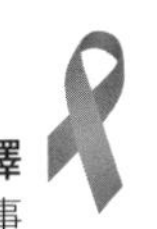

療；若乳癌已屬第四期，有遠處轉移，且HER2呈陽性，健保亦給付，治療期通常是1年。不過，若無淋巴轉移，目前健保並不給付，患者必須自費，每三週約8萬元。

Q 另類療法有效嗎？

正解》切勿放棄正統醫學只信偏方。

張金堅醫師指出，有高達六成的患者會在治療期間尋求另類治療，甚至導致病情延誤；劉自嘉醫師也特別呼籲民眾，一定要以正統醫學為主，切勿放棄正統、只信偏方。

醫學是不斷進展的領域，醫師們並非完全否定另類療法或保健食品的功效，但希望要以西醫的實證醫學為主，不要只信偏方，畢竟診斷出癌症，已經到了確定有疾病的程度，而很多養生方式，像是氣功、靜坐、營養食品等，標榜的都是提升免疫力，或許對免疫力有益，但是否足以對抗病魔，誰都不敢打包票。

劉自嘉醫師說，別以為只有教育程度低的人才會因此延誤病情，遇到癌症，再聰明的人都易慌了手腳。記得一位遠房親戚來求診，當時已是乳癌第四期，在積極治療後3年撒手人寰；據了解，她在就診前，做了3年的氣功治療，最後是病況惡化才求助正統醫學，可惜第四期的存活率已很低，仍然回天乏術，令人不勝唏噓。

（採訪整理／葉語容）

乳癌的分期與症狀

不是摸不到腫塊，就沒有乳癌，乳癌第零期、第一期都可能摸不到腫塊。即便有腫塊，初期常無痛感，而到了中、晚期，可能出現乳房疼痛、變形、乳頭凹陷或變平、乳頭有異樣分泌物、乳房皮膚有兩周以上紅腫或脫皮等症狀。

■ 乳癌的分期

零期乳癌》

即原位癌，為最早期的乳癌，癌細胞仍在乳腺管基底層或乳小葉內。

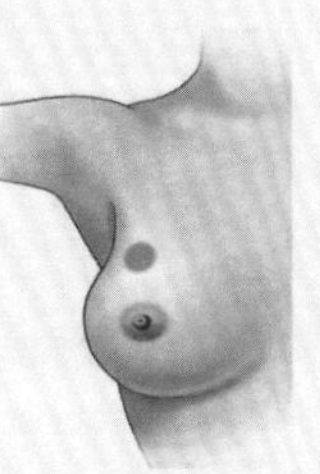

第一期乳癌》

腫瘤小於2公分以下的浸潤癌，且腋下淋巴結無癌細胞轉移。

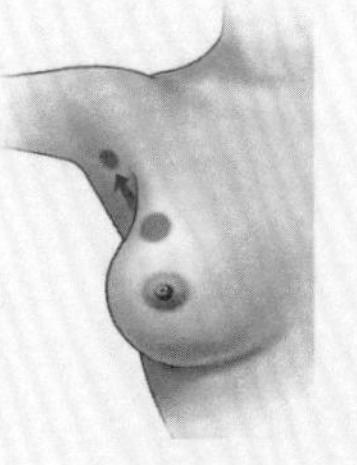

第二期乳癌》

腫瘤在2～5公分之間的浸潤癌；或腫瘤小於2公分但腋下淋巴結1～3顆有癌細胞轉移。

第三期乳癌》

局部廣泛性乳癌，腫瘤大於5公分的浸潤癌，且腋下淋巴結有任何癌細胞轉移或有胸壁皮膚的浸潤乳癌。或鎖骨上淋巴結轉移，或腋下淋巴結4顆以上有轉移。

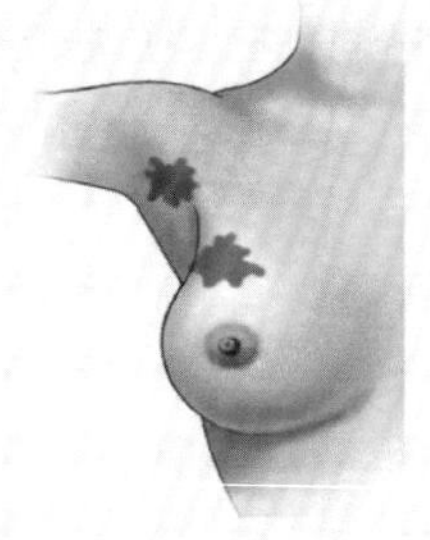

第四期乳癌》

轉移性乳癌，癌細胞已轉移到遠處器官（如肝、肺、骨）等。

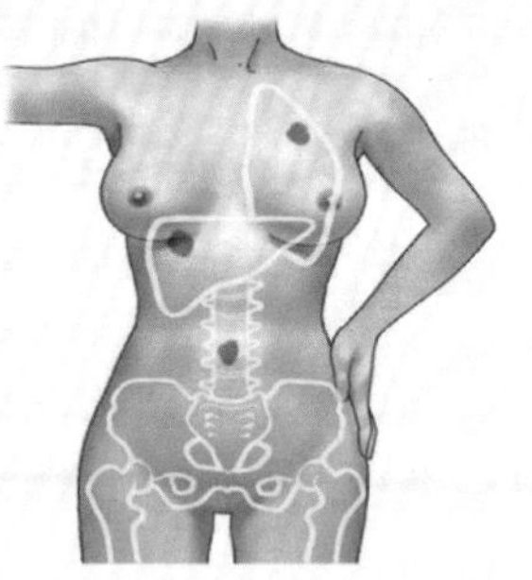

文、圖資料來源／乳癌防治基金會

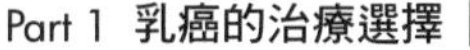
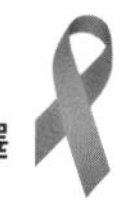

1-3

手術、放療、化療、標靶，該選擇哪種治療方式？

「癌症只有第一次有治癒的機會。」臺灣乳房醫學會祕書長及臺北榮民總醫院乳房醫學中心主任曾令民說，一旦證實罹患乳癌，選擇一個值得信賴的專業醫療團隊變得相當重要！因為專業的醫療團隊，會依據病人及腫瘤情況擬定治療計畫，只要病患全力配合，就能達到最佳療效。

曾令民醫師舉例，如果第一次手術沒有將腫瘤完全切除乾淨，癌細胞很容易擴散。相對的，若第一次化學治療沒有使用有效的化療藥物與足夠劑量，不僅無法達到療效，也會增加癌症抗藥性，導致復發與增加轉移機率。

醫療科技日新月異，治療乳癌的方式有很多種，該如何選擇，才能達到最好的療效，對於治療還一知半解嗎？以下帶你快速了解！

Q 如何安排治療乳癌的程序？

目前治療乳癌的方式相當多元，一般以「外科手術」搭「輔助治療」（化療、放療、標靶、荷爾蒙抑制）為主流，但當腫瘤過大時，也可先用化療縮小腫瘤再進行手術，術後再進行放療降低復發率；或透過乳房保留手術與前哨淋巴切片，避免不必要的手術及後遺症。

臨床上，各種輔助療法的施行原則如下：

1. 放療（俗稱電療）與化療必須錯開，但何者為先，何者為後，或採取「三明治療法」（化療→放療→化療），醫生會選擇最有利的方式進行。
2. 放療與荷爾蒙療法，可同時進行，若有必要，還可加入標靶治療。
3. 化療與荷爾蒙療法不建議同時進行。通常是化療結束後，才開始口服5年荷爾蒙抑制劑，如泰莫西芬等。
4. 標靶治療與化療可同時進行。
5. 標靶治療與荷爾蒙療法也可同時進行。

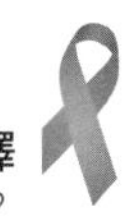

Q 為何狀況類似，療法卻大不同？

多數乳癌患者在手術後，接著會展開放療、化療、荷爾蒙療法、標靶治療等輔助治療，治療的順序、化療的種類，會因體質、病況而異，但絕不會依醫生的喜好有所不同，更不是依病人的意願來決定，而是以國際間如美國國家癌症資訊網（NCCN）的建議為首要依循，再加上各醫院研究結論進行些微調整（但差異性不大），所以臺美或臺日不太可能有很大的差異。

曾令民醫師說，全球每年都會新增100萬名乳癌患者（光美國即占21萬名）、治療成績又好，加上臺灣的實證醫學與全球同步，所以幾乎每位患者都可量身打造屬於個人的治療及輔助治療計畫。

乳癌患者擔心化療過程帶來嘔吐、落髮等副作用，總希望化療能免則免，甚至認為標靶治療及荷爾蒙抑制治療比較不可怕，但為了增加存活率，究竟該採取放療、化療或標靶治療，必須考量病人的疾病特質、年齡、體力、有無其他重要疾病等項目，才能做出對病人最有利的治療計畫。

乳癌手術後，一定要接受放療嗎？

曾令民醫師指出，放療主要用於下列兩類患者：

■接受乳房保留手術的患者，絕大多數要進行放療。

除非是年紀較大（55歲以上）、腫瘤小、切除安全距離大於1cm以上，其他因子也不錯（分化級數不是高級數、沒有淋巴血管浸潤、荷爾蒙接受體（ER）呈陽性、影像檢查顯示癌細胞清除得很乾淨……），許多醫療文獻正深入探討是否有必要放療。

■進行乳房全切除手術的患者，如果腫瘤大於5cm、淋巴轉移數大於等於4顆，全部要接受放療。

若1到3顆淋巴轉移，醫生會評估其他不利因子——分化是高級數的、有淋巴血管浸潤、荷爾蒙接受體（ER）呈陰性，決定是否需要放療。

什麼情況下，乳癌患者需要化療？

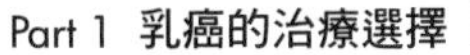

曾令民醫師表示，傳統的療法認為，淋巴腺轉移、腫瘤大於1cm就要化療，但拜賜於醫學進步，可更明確篩檢出復發率較高的高危險群患者，加上新藥不斷開發，臨床醫學也以數據提出實證，因此新的治療概念及趨勢中，醫界正在探討淋巴結轉移患者，是否一定要給予化療等議題。

和信治癌中心醫院一般外科資深主治醫師余本隆也表示，醫生一般會依據乳癌患者的生活模式、狀態、年齡，及腫瘤特質、大小、有沒有淋巴移轉、荷爾蒙接受體及標靶接受體，來做對患者最好的安排，決定標靶治療、或化療、或兩者同時進行。

當決定打六次或八次化療後，醫生會依專業考量及病人情況，先給予適度的劑量，然後觀察之後的兩三星期中是否有不舒服的反應，第二次再調整成適當的劑量，並在門診時進行即可。為體諒外縣市患者奔波勞頓，亦可安排住院。

余本隆說，為什麼化療要打那麼多次，是為了看它累積的效果，所以絕不會一次就給很大的劑量。現在的化療藥劑安全性比過去高很多，並不會出現嚴重併發症或副作用，所以就算是「過來人」的說法，也別盡信。

Q 標靶治療誰用才有效？有沒有副作用？

HER2陽性的患者，HER2（3+）（意指人類上皮因子接受體第2蛋白強烈陽性）、腫瘤大於1cm（或大於0.5cm）、淋巴結（+），有上述三者情況之一的患者，應進行標靶治療（賀癌平），若有淋巴轉移者，2010年起健保全部給付；若淋巴結沒有轉移，但腫瘤大於1cm或0.5cm，文獻建議應進行標靶治療，但這部分目前健保沒給付。

不過，HER2呈現陰性的患者，目前健保並沒有給付標靶治療，因此臨床上對於化療反應差、病情快速惡化、患者預後差且存活時間較短的「高惡性乳癌」，會建議除了接受化療之外，再加上標靶（癌思停）積極接受治療。目前臨床上判斷高惡性乳癌有四大危險因子，包括三陰性乳癌、術後兩年內復發、轉移部位超過兩處，及內臟轉移合併明顯病徵，只要符合其中兩項就會認定為高惡性乳癌。

標靶治療的副作用很少，不會出現骨髓抑制、腸胃道不適、掉頭髮等副作用，唯一要擔心的是有些微心臟毒性，所幸這些是可逆的，只要早期發現，投以藥物，就不會對心臟

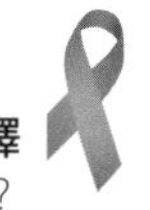

形成永久性傷害。

另外，因標靶藥物本身是一種抗體，患者可能會像注射感冒疫苗般，出現類似感冒、發燒、起疹子等過敏反應，但事先投以前置用藥，可降低相關反應。

當然，標靶治療並非一勞永逸，可能出現下列兩種情況：

1. **早期腫瘤使用標靶治療及化療：**為了避免癌症復發，以標靶治療進行顯微轉移的斬草除根動作，但到頭來，還是可能有一些頑強的癌細胞躲在體內某處殺不死，日後身體抵抗力不佳時，癌細胞又會跑出來趁亂坐大。
2. **第四期乳癌患者使用標靶治療：**目的不在於治癒癌症，而是把癌症當成「慢性病」來治療，讓身體保持與癌細胞共存的良好狀態，使其隨時有機會接受更新的治療。

治療究竟是「有效」或「無效」，站在醫生的觀點，並非日後復發就是「無效」，只要治療期間病情有效控制，超過1年沒有復發，就算「有效」。

癌友最怕癌症復發，的確當腫瘤一再復發，身體易產生抗藥性，不過，患者仍要對治療有信心，目前有很多療法可選擇，臨床上，也見到很多胸壁復發的第四期患者，仍有機會長期存活。

Q 荷爾蒙療法是什麼？更年期後還需服用嗎？

所謂「荷爾蒙療法」其實是「荷爾蒙抑制療法」。原因是荷爾蒙受體為陽性者，應服用荷爾蒙抑制劑，以免乳癌復發。

更年期婦女雖無月經，但因腎上腺素會分泌雄激素，而雄激素會因體內環胺而轉化成雌激素，所以婦女在更年期後，體內仍會產生雌激素，只是量比較少。

因此，不論婦女是否停經，只要荷爾蒙受體是陽性的，一般說來，醫生會建議早期乳癌患者吃5～10年的荷爾蒙抑制劑泰莫西芬（tamoxifen），或前段吃泰莫西芬，後段換成吃環胺抑制劑。而且10年未必是最終答案，有可能吃更久。

所幸荷爾蒙抑制劑的副作用不太多，環胺抑制劑的副作用稍多，但只要多補充維他命D和鈣，就可減少關節痛、骨

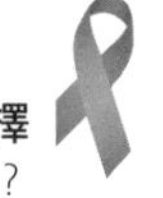

鬆、心血管疾病等副作用。

Q 乳癌患者會因負擔不起自費藥物而放棄治療嗎？

絕對不可能。因為臺灣的健保已是全球最佳的醫療保險系統，幾乎絕大多數的抗癌藥物健保都有給付，只有少數晚期癌症藥物（如癌思停）健保不給付，所以不光是乳癌，幾乎所有癌症患者都能獲得完整的治療。

包括界定條件較嚴的太平洋紫衫醇，規定必須淋巴有轉移，同時荷爾蒙接受體呈陰性才給付；較不具心臟毒性副作用、較不會掉髮的微脂體小紅莓（改良型小紅莓），第四期乳癌患者、心臟有疑慮的情況下，亦可給付。

只有某些個案，如淋巴沒有轉移、HER2呈陽性表現、腫瘤大於1cm，雖然文獻指出，施打歐洲紫杉醇有助於避免復發，但這一塊健保沒有給付，不過，若是淋巴發現有轉移，或三陰性體質患者，則所有化療藥物都有給付。

（採訪整理／張慧心）

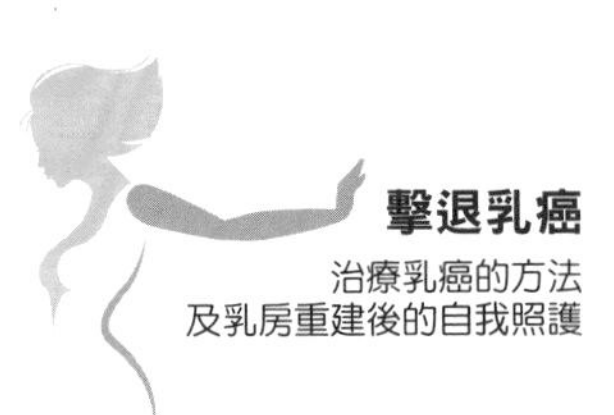

1-4

擔心化療難受？3個方法可以改善不適

很多癌友一聽到要做化療就會卻步，總覺得化療一定會掉頭髮、嘔吐，非常不舒服！不過，醫師強調，化療期間不舒服難免，但現在的化療藥物，副作用已經比過去少很多，放鬆比焦慮更能度過不適，治療成績也會更樂觀！

電影《陪妳到最後》描述了女主角罹患乳癌後經歷治療的歷程，男主角在旁邊陪伴，看著美麗的妻子因化療感到痛苦、嘔吐，美麗的頭髮一天天掉落，不時要安撫她不安失控的情緒……。化療真的如此痛苦嗎？若一定要接受化療，怎麼做能減輕不適呢？

1 認清化療副作用只是暫時 請醫師給予緩解處方

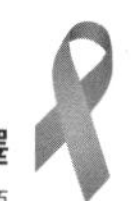

在各種輔助療法中，化療的副作用確實較多，但和信治癌中心醫院一般外科資深主治醫師余本隆說，化療是否產生副作用，就和害喜一樣因人而異，臨床上，甚至有患者質疑打的是「鹽水針」，所以不太會出現影片上充滿戲劇張力的畫面：抱著馬桶狂吐不止、晨起枕頭上全是落髮、全身疼痛到失去求生意志……

事實上，因為化療前置用藥的改進，劑量及打法的改變，嘔吐、骨鬆、落髮、腸胃道不適、肌肉痠痛等副作用已減少很多。就算真的產生了，如今也都有很好的對應方式，例如：**口服和針劑止吐藥，對於止吐都很有效；為增加免疫力，可打白血球增生劑；想預防骨鬆，也可補充鈣片和維他命D。**

至於掉髮，余本隆醫師說，有不少婦女對頭髮有莫名的執著，開始落髮就拒絕與人群接觸，其實，只要心態正向，「換個造型」也不錯。

掉髮絕對是暫時性的，雖然再生的頭髮有可能變稀、變捲、變細，但一般說來，**在化療結束後1、2個月就會開始長頭髮，半年後就和正常人無異。**

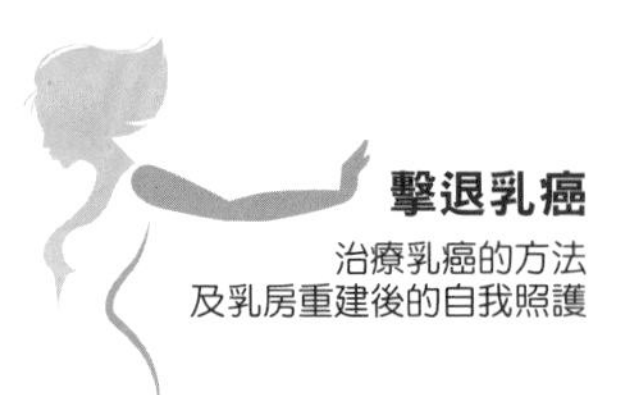

「未來，早期乳癌可以治癒、晚期乳癌則像慢性病。」臺灣乳房醫學會祕書長及臺北榮民總醫院乳房醫學中心主任曾令民指出，乳癌已非聞之色變的癌症，病患存活率與糖尿病相比，不遑多讓。余本隆醫師也說，相較於其他刁鑽的癌症，不少乳癌患者都坦言：幸好自己罹患的是乳癌！

2 不要預期「一定很不舒服」心態正面更能度過

癌症化療的思考模式，是在求有效的同時，將副作用控制在可逆的範圍內，同時有效減少各種不舒服的感覺。余本隆醫師說，化療對身體而言是一大衝擊，生活上多少會有改變，但患者的心理千萬不要預期「一定很不舒服」，甚至還沒開始打就產生噁心反胃的制約反應。

一般說來，打完化療針前兩三天，較易出現噁心、胃口不好、易累等現象，但也並非必然。「心理影響力量大，所以要健康、正面、陽光、積極看待化療，不要受舊成見的影響。」

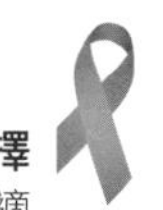

3 調整好打針和周休節奏
勿負重，仍可正常工作

曾令民醫師說，如果手術有做淋巴結清除，短期內不可提重物，像郵差要提或背很重的郵包就不適合，但轉成內勤工作就沒問題。只要工作不是負重、提重或需要用力、奔波送貨的工作，即便在化療期間，只要調整好打針和周休的節奏，正常上下班也絕對沒問題。

患者不要給自己太大壓力，曾令民醫師提醒，雖然人的直覺很準，有些患者的第六感也果真「不幸言中」，但千萬不要自己嚇自己，以免擔心成真。「放鬆比焦慮有利，多和醫師配合，治療成績也會更樂觀。」

（採訪整理／劉榮凱）

1-5

懷孕時得乳癌，治療與小孩怎麼取捨？

懷孕期間得了乳癌，如何治療才能夠保全孕婦和胎兒？懷孕中、後期能化療嗎？得了乳癌接受化療後，還能再懷孕嗎？眾多疑問，請醫師幫你解答。

懷孕了卻發現乳癌同時找上門，該怎麼辦？治療會影響寶寶嗎？要立即治療，或等寶寶生下來再治療？為了保全孩子，太晚治療的媽媽有生命危險嗎？

對於家屬與醫師來說，治療的抉擇確實需要很多的溝通與智慧！乳癌防治基金會董事長、台安醫院總顧問張金堅醫師提到，很多孕婦為了保護寶寶，寧願強忍身體的病痛，也不願意接受醫師的建議，服用藥物來減緩病情，但這麼做，卻極有可能延誤最佳治療時機而損害健康，嚴重的話甚至影響生命。

手術對胎兒最無影響
多與醫師溝通，孕婦安全為重

萬芳醫院乳房外科顧問醫師劉自嘉分析，目前的療法分成4種，分別是手術、放射線治療、化學治療（含標靶治療）、荷爾蒙治療。

臨床上，治療多以手術為主，手術對胎兒沒有影響，而放射線、化學治療、荷爾蒙治療對胎兒易有傷害，包括畸形、羊水過多、流產、發育遲緩、功能障礙等問題，不過，荷爾蒙治療通常在化療、放射線治療之後做，只要在生產後做，對胎兒就沒有直接影響。

懷孕中的治療與胎兒安全，就像天秤的兩端，孰輕孰重需要醫師的用心與專業評估，以及與家屬充分的溝通，才能取得平衡，最好兩者兼顧，如果不行，通常會以母親的性命安全為優先考量。

懷孕中後期
化療不影響胎兒

孕期的乳癌不易發現，發現時病情通常不輕，治療的時間也更緊迫。化療方面，若在懷孕的初期（前3個月）發現，此時胚胎尚在形成，若要保全胎兒，就不能使用化療，但不用化療很難控制病情，尤其對病情嚴重者（例如已有遠處轉移者）來說，母親的生命可能受到威脅；所以臨床上常見的做法是，為了讓母親及早治療、提升存活率，會建議考慮將胎兒流產。

如果是在懷孕中期（4～6個月）、後期（7～9個月後）發現乳癌，基本上可使用化療，不會影響胎兒。

張金堅醫師補充，有一個很老的化學藥物methotrexate（滅殺除癌），因為可能堆積在羊水、延遲代謝，故不建議使用。而乳癌治療很常用的小紅莓、紫杉醇，基本上是安全的。唯一需要注意的是，化學治療或多或少都會造成骨髓抑制（myelosuppression），在生產前3～4週應避免做化療，以免因免疫力下降而造成生產時有感染或敗血症的危險。至於骨髓抑制時常用的白血球生長素（G-CSF），在懷孕期間使用是安全的。

近年來廣泛使用於乳癌的標靶治療藥物賀癌平

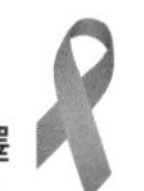

（Herceptin），因為有臨床研究發現會造成羊水過少（oligohydramnios），並進一步引起胎兒的肺臟及骨骼發育問題，懷孕時使用賀癌平是禁忌的。另一個作用機轉類似的標靶治療藥物泰嘉錠（Tykerb），目前對其安全性還不十分明瞭，暫時也不建議於懷孕期使用。

此外，許多女性在懷孕或是接受化學治療時的一大困擾就是嘔吐，除了應避免長期使用類固醇（常用於延遲性嘔吐）以外，懷孕期間使用各種止吐藥都是安全的。

保全胎兒
建議做全切手術

放射線治療方面，劉自嘉醫師表示，放射線治療的輻射量太高，整個孕期都不建議使用。不過，若選擇部分切除乳房（進行乳房保留手術），其術後一定要接受放射線治療，此時為了考量胎兒安全，或許母親可考慮接受乳房全部切除手術，才能兼顧治療與胎兒安全。在某些情況下，與醫師討論後認為可保留乳房，也應等到「產後」再做放療。

在荷爾蒙治療方面，荷爾蒙接受體呈現陽性的乳癌病人，於手術後常會接受抗荷爾蒙藥物，包括泰莫西芬（Tamoxifen）、復乳納（Femara）等，但其會影響母體內分泌進而影響胎兒發育，因此不建議於懷孕期使用。

此外，很多產婦在意的是，產後還在接受治療，可以哺乳嗎？張金堅醫師回答，大部分的化學藥物都可能由乳汁中分泌出來，因此化療、荷爾蒙治療或標靶治療中應避免哺乳。至於接受手術或放射治療後，用對側乳房哺乳則是安全的。

化療恐造成永久停經
欲生育女性可「凍卵」

得過乳癌的女性，康復後還可以正常懷孕嗎？懷孕會誘發乳癌復發嗎？長庚紀念醫院林口總院一般外科乳癌治療中心主任陳訓徹回答，可以正常懷孕，不需要太擔心懷孕將造成乳癌復發，據研究顯示，只要先前被「完全治癒」，再懷孕並不會提高乳癌的復發率。

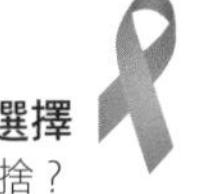

不過，這不代表乳癌接受完整治療後就完全沒有復發的可能性，只是懷孕期間的復發率沒有明顯提升的跡象。舉例來說，一般乳癌的復發率是三成，假設A小姐以前得乳癌時並不是在懷孕中，而現在懷孕了，孕期的復發率仍是三成；而B小姐之前是在懷孕中得到乳癌，復發率會比三成高，不論B小姐往後是否再懷孕，她的復發率就是比一般乳癌患者高，高於三成。

所以復發率跟再懷孕並沒有因果關係，復發率高低是看之前是否在懷孕中得到乳癌，如果像B小姐，先前是懷孕中發現乳癌，往後的復發率就會較高。再懷孕即使荷爾蒙變化大，也不會大幅增加復發的風險。

此外，比較需要留意的是，化療有可能造成永久性停經，也就是生育能力的喪失，所以想生育的女性，在化療之前，宜先請婦產科做「卵子冷凍保留」，或動刀取下卵巢，等治療結束再規畫懷孕。

乳癌 2 年內易復發
建議 2 年後懷孕較適當

乳癌最常在2年內復發，所以從生活上、治療上多方考量，通常建議（化療後月經仍正常的女性）在2年以後懷孕較適宜，其中有些患者須使用荷爾蒙療法，因為這種療法需要5年，而且造成胎兒畸形的機率較高，需等到荷爾蒙療法結束才能懷孕。如果接受完整治療後，已步入高齡產婦的年紀，或預後較差者，就要再進一步考量體力上、精神上，是否適合再懷孕。

（採訪整理／葉語容）

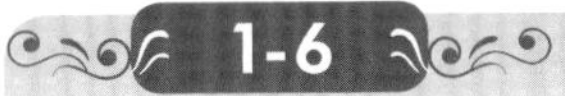

1-6

不要放棄治療，乳癌整合醫療門診可選擇

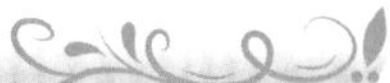

47歲的劉女士接受乳癌手術後，開始做化療、放療，身心發生很大的改變，嚴重失眠、失去味覺，無法分辨酸、甜、苦、辣，食不知味，影響食慾，看到頭髮脫落、四肢發黑及憔悴的面容，常會莫名痛哭，她很想放棄西醫治療，可是又不知道有哪些療法可接續進行？一位貼心好友勸她要積極接受治療，不能放棄，可以到乳癌整合醫療門診詳細詢問，或許能解開心中疑惑或找到其他療法。

乳癌治療並不單純，醫師會根據期別、症狀及是否轉移進行醫治策略，目前仍以「外科手術」搭配「輔助治療（化療、放療、標靶、荷爾蒙抑制）」為主要療法。站在醫者立場，乳癌是局部性蔓延及全身性轉移的癌症，對策就是連根拔除，避免雜草叢生，影響復發率。

然而，站在患者立場，治療過程好比一場正規部隊與叛變集團的殺戮戰場，明知透過手術及精良藥物治療可能可以戰勝癌變集團，只是獨自一人躺在診療床上接受治療，內心難免無助惶恐，而火力強大的藥物不只掃射癌細胞，連帶也會殺傷正常細胞，不少乳癌患者接受一連串的化放療法後，身心靈嚴重受創，常會心生逃避治療的念頭，期待能有其他療法讓自己恢復元氣與擊退癌細胞。

中西合併的乳癌整合醫療

台北榮民總醫院乳癌整合醫療門診的成立，正是想幫助乳癌病人身心靈重建，讓她們在醫治的過程中，不再孤單一人忍受治療的不適，透過專業的諮詢，利用針刺（中醫針灸分為「針刺」與「灸療」，兩種方式不同，此處只採「針刺」）、中藥、芳香療法、正念冥想的整合醫療，改善治療期不適的症狀。

乳癌整合醫療門診目前設在傳統醫學部，看診的邱仁輝是具有西醫背景的外科醫師，也是陽明大學傳統醫藥研究所教授，他表示，門診特色是乳癌患者看診時，能同時得到西醫的諮詢及中醫的治療，更重要的是，中西醫師可及時針對病狀，溝通治療方針，以期達到最佳療效。

來就診的病人會詢問有無改善症狀的療法，常見的問題包括「治療乳癌期間，失眠嚴重，情緒低落，有什麼方式可改善？」、「可以吃中藥嗎？」、「術後是否要接受泰莫西芬女性荷爾蒙藥物治療？會不會提高子宮內膜癌發生風險？」、「乳癌治療做完了，還要注意什麼才能避免復發？」……。在聆聽了解病人的擔心及不安後，邱仁輝醫師不會急著建議下一個治療流程，而是會請病人耐心看著電腦螢幕上，他根據國內外臨床研究製作的「乳癌整合醫療」分析簡報，一張一張的說明，再根據病人提出的疑問進行分析及解釋。

以「擔心復發，要不要長期服用泰莫西芬荷爾蒙藥物來治療」為例，他會讓病人看關於「長期服用泰莫西芬荷爾蒙藥物的復發機率會降低」的一篇國外長達16年研究，證實長期服用泰莫西芬荷爾蒙藥物可降低復發率。

至於使用另類療法，到目前為止，沒有任何研究佐證有

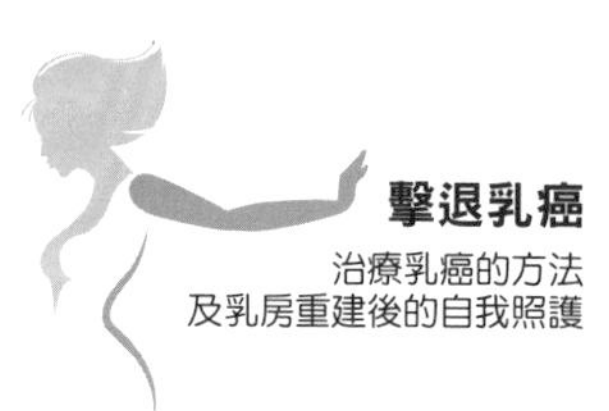

減少復發率的效果，不過，中醫的針刺卻對治療期的疼痛、失眠、情緒低落等短期症狀具有緩解作用，接著他會解釋針刺止痛的原因，讓病人清楚了解改善機轉，原來是藉由穴位刺激，經由腦內啡作用，抑制腦部疼痛纖維訊息傳導，降低疼痛感。雖然門診臨床顯示，持續接受西醫治療的中、重度病人，在整體生活品質評估中，並未因為針刺呈現改善趨勢，但病人心理層面的自覺改善比例明顯提高許多，對於未來治療、人際互動都具有正面意義。

乳癌病友服用中藥前
必知的 3 大原則

有些病人會問「除了針灸以外，能不能吃中藥改善術後症狀或調整體質？」，邱仁輝醫師從細胞層面或動物實驗研究中，發現有些中藥（尤其是活血的當歸、川芎、白芍、熟地）會活化乳癌細胞致癌基因（HER2）及女性荷爾蒙受體（ER）的表現，進而影響特異性藥物作用，甚至會造成乳癌的增生與轉移，因此會特別強調，雖然中醫治療「非癌症」

病症具有悠久歷史及豐富經驗，而且效果顯著，但在「癌症」病患使用中藥的時機與適當性仍未提出明確佐證數據之前，必須多加留意，他甚至列出乳癌病人使用中藥應注意的三大原則。

原則1》 使用抗荷爾蒙藥物（泰莫西芬、阿美達錠、復乳納等）的病患，不要單獨使用中藥。

原則2》 使用中藥治療時，不要放棄使用西藥，研究顯示，合併使用中西醫治療，有抑制癌細胞增生及復發效果。

原則3》 不要長期使用中藥，且必須在中醫師辨證論治的指導下，或是中西醫一起討論病況，尋找最佳改善、緩解及治療的醫療對策。

門診患者聽完解說後，願意接受中醫針刺治療的人，不用再掛一次號，直接進入隔壁診間，由中醫進行把脈、問

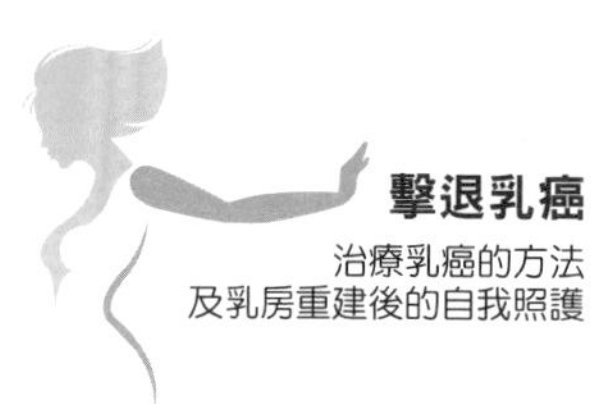

診，邱仁輝醫師會一起會診，對中醫師解釋病人現階段治療：「這位病患是乳癌患者，目前需要改善術後疼痛，右邊切除了淋巴腺，扎針時需特別注意這個部位。」在整合門診內，二位中、西醫師是以病人為中心，結合醫療專業來治療，通常看診時間約在30分鐘，病人可與醫師溝通身心方面的不適。

不只是藥物治療
整合門診教你怎麼補充保健品

不少病人會諮詢「是不是可以吃靈芝、多醣體等營養補充品調理身體？」面對這類問題，邱仁輝醫師會詳細解釋這類產品的成分與乳癌之間的相關性，還會將乳癌病人最常接觸到的幾項健康食品進行實證研究，用正確數據告訴病人「可以吃」或「不能吃」或「怎麼吃」的原由。

首先他會指導病患了解什麼是安全成分，市面上有小綠人標章或是國家品質標章（SNQ）的保健食品或是健康食品，都是以維護健康為由製造，再向國家申請合格標章，審

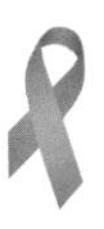

查單位是以有無食品安全無虞為主要考量，並不能宣稱該食品具有治病療效。

邱仁輝醫師以樟芝為例，這是含有多醣體成分的保健食品，宣稱具有促進免疫作用，但動物研究顯示，短時間給予多醣體有促進免疫細胞的基因表現，但長期持續使用，原本的促進作用，卻會變成抑制作用，「這是因為人類免疫系統的設計，是針對外來物質（抗原）而產生防禦系統，免疫力必須經由體內自行發展，不可能藉由天天吃多醣體來促進免疫。」

天然食物中，不少植物含有女性荷爾蒙，例如山藥、大豆、月見草等，許多乳癌病患經常會提問是否可經常服用？此時，邱仁輝醫師會用研究報告說明，如果只是一般飲食，喝豆漿、吃豆腐、山藥等含有植物性荷爾蒙的食品，影響不大。不過，若經常服用此類食物製成的萃取物（通常以膠囊、錠狀呈現），其成分比例較高，可能會影響甲型女性荷爾蒙受體（亦稱「甲型雌激素受體」），造成乳癌細胞增生，需要謹慎服用。

邱仁輝醫師常給病人的建議是「食物天天吃就是藥物，

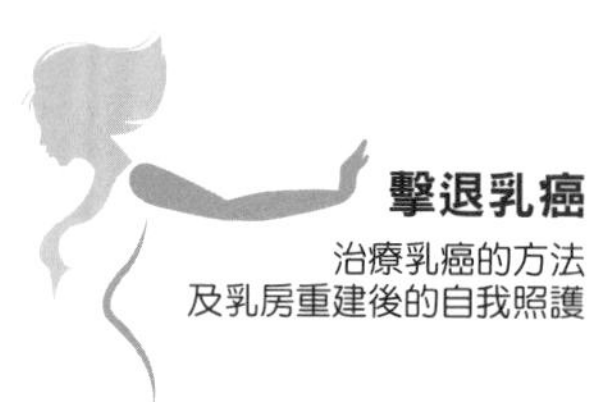

藥物天天吃就是毒物」，豆漿、豆腐可以常吃，但不要天天吃，萃取自植物的高濃度健康食品也要儘量避免。由於市售保健食品林林總總，無法一一進行研究，當病人有疑慮時，他會請病人下次看診時，將這些保健食品一起帶來了解成分。

乳癌整合門診
讓病人放心問

整合醫療著重病人身心靈的改善，國外多以非藥物療法為主，例如禱告、冥想、瑜伽、氣功，但在中國大陸、台灣、香港的華人地區，中醫藥卻是整合醫療的要角，為了因應文化背景，台北榮總乳癌整合醫療門診不同於國外整合醫療，不僅是國內唯一教學醫院成立的門診，而且堅持站在病人立場，一起思考現代醫學、中醫、另類補充療法的利弊，所採用治癒病人的療法，需符合「有實證」、「減少副作用」的安全、有效二大原則。邱仁輝醫師認為，隨著全世界整合醫學的盛行，專業醫療人士不應只著重治病，必須重新思考乳癌的預防及治療觀念。

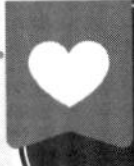

整合醫療治乳癌必須注意的6件事

隨著現代醫學進步，手術切除、化學治療、放射治療已成為治療乳癌的鐵三角，但治療期間所產生的副作用，常會嚴重影響病患的生活品質，驅使病患持續尋求與西方醫學不同的整合醫學治療，只是面對醫治手段與個人就醫經驗不盡相同的治療，加上充斥網路不完整資訊的流傳，病人常會顯得無所適從，台北榮總乳癌整合醫療門診邱仁輝醫師呼籲，並不是所有療法都適合每一位病人，因此接受整合醫療的乳癌病人，需特別留意以下6大注意事項，避免影響治療。

注意1》下列情況，不要隨意做針刺、按摩、指壓、刮痧、瑜伽、整脊療法

- 淋巴水腫時：乳癌病人進行乳房切除手術，會將病側的腋下淋巴進行部分或全部切除，以致手臂容易水腫，淋巴水腫時，不適合用針刺、按摩、指壓、瑜伽方式紓解，以免發生感染。

- 白血球低下時：做化學治療時，常會白血球低下，容

易造成感染，這時千萬不要進行針刺、按摩、指壓療法。

- 骨質疏鬆時：接受女性荷爾蒙受體抑制劑（泰莫西芬）或抑制女性荷爾蒙生成的芳香環抑制劑時，會有骨頭疏鬆情形發生，這時不要進行按摩、指壓、瑜伽、整脊療法，以免加劇骨折速度。
- 血小板低下時：化學治療時，若出現骨髓抑制間接影響到血小板低下，出現不明原因瘀青、皮膚下出現小紅點、牙齦或鼻子出血的情形，請勿針刺、刮痧、整脊，以免加重出血。
- 有出血傾向時：避免服用丹參等藥草時，因其具有抑制血小板功能，有出血傾向時，一定要避免針刺、刮痧、整脊。

注意2》使用中藥或另類療法時，要注意藥物之間的交互作用

採用標靶藥物或抗癌藥物治療時，部分乳癌病人會有

HER2表現，通常會採用標靶藥物或抗癌藥物治療，此時若服用會影響標靶藥物的中草藥，很容易與藥物產生交互作用，降低藥物療效，除非有證據顯示服用的中草藥或另類療法物質不會形成交互作用，不然，應避免同時使用。

比方當歸、川芎、白芍、熟地這類活血化瘀藥材，經證實會影響標靶藥物療效，應儘量避免同時使用。

注意3》皮膚破皮時，不要任意使用貼布或敷草藥

進行放射治療時，皮膚容易受損破皮，此時切忌使用貼布或濕敷草藥，避免成分刺激皮膚，導致過敏或感染。

注意4》放射治療時，儘量避免補充抗氧化劑

乳癌患者要接受放射治療的機轉，是放射時產生的自由基能殺死癌細胞，而抗氧化劑的作用是補捉自由基，二者恰巧處在相互牽制的立場，所以進行放射治療時，應儘量避免補充大量維生素C、維生素E、β-胡蘿蔔素、蜂膠或蜂王乳等抗氧化劑，防止降低療效。

注意5》情緒焦慮、不穩定時，不要進行催眠

乳癌治療過程中，病人常會出現焦慮、不安情緒，此時不要使用催眠舒緩情緒，避免加劇情緒起伏。

注意6》有懷孕情況時，避免芳香療法

乳癌病患懷孕時，體質變得敏感，有些準媽媽僅是聞到某些花精氣味就覺得身體不適或子宮有收縮感覺，為了母子健康，懷孕期間應不要使用精油或芳香療法。

（採訪整理／梁雲芳）

Part 2

乳房的
重建思考

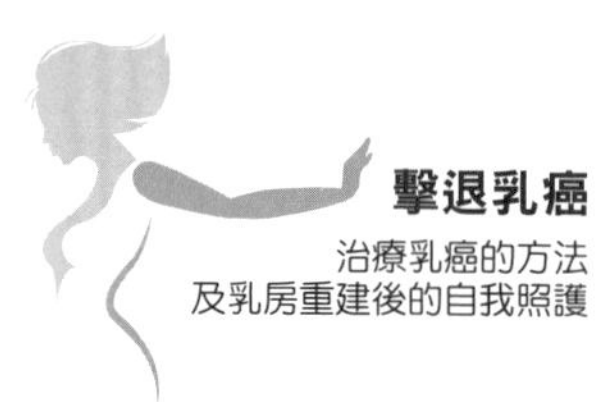

2-1 想做乳房重建，手術前有哪些事要先知道？

為了治療乳癌而切除乳房，是否要立即進行乳房重建手術？重建後會影響乳癌治療或檢查的精準度嗎？選擇裝義乳，術後要勤快地按摩，會花很多時間照護嗎？諸多關於乳房重建的疑惑，請專家為你解析。

乳癌病友面臨切除乳房後是否做乳房重建，心中常有許多疑問，例如：乳房重建會影響乳癌治療嗎？是否會影響乳癌追蹤？乳房重建傷口是否會更痛？以下為妳整理出乳房重建時常見的問題，請教林口長庚醫院外科部整形系副教授黃嫆茹、臺大醫院整形外科主任戴浩志、林口長庚醫院整形外科專科護理師鄭美隨的專業意見。

Q 乳房重建後，能化療、放療嗎？

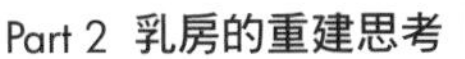

正解》乳房重建不影響化療效果，乳房重建患者術後要做化療，是可以的。不過，**若重建後要接受放射線治療，放射科醫師會擔心乳房重建會影響放射線打到胸口淋巴結的準確性；此外，放射線也會使義乳容易莢膜攣縮，或使皮瓣容易脂肪壞死或纖維化。**

如果術後乳癌治療療程中，需要加上放射治療，此時建議用組織擴張器，做為立即性重建的材料；或是放棄立即性重建，選擇延遲性重建，等治療告一段落（建議做完放射線治療半年後），再做乳房重建手術。

國外陸續有研究顯示，乳房立即性重建並不影響癌症追蹤、乳癌復發診斷和降低病患存活率。

Q 重建會影響乳癌追蹤診斷嗎？

正解》乳房重建不影響乳癌追蹤檢查，包括乳房超音波、乳房X光攝影、電腦斷層及核磁共振，乳房重建病友的乳癌追蹤方式與一般乳癌病友相同，都是一年一次乳房超音波，若有需要，可追加乳房X光攝影或核磁共振。

乳房重建選擇皮瓣移植者，如果有脂肪壞死問題，有經驗的乳房外科醫師可以判讀出來。如果發現脂肪壞死的硬塊，擔心影響癌症復發的判讀，可進一步做切片檢查。

Q 乳房部分切和全切除重建方式一樣嗎？

正解》 乳房部分切除與全切除的重建，是完全不同的概念。乳房部分切除的患者，術後有一大部分乳房組織仍存在，但乳房缺了一塊，可用保留下來的乳房組織重新排列出乳房完整形狀，所以是接受「乳房腫瘤整形術」（Oncoplastic Breast Surgery，簡稱OBS）。至於乳房全部切除的人，因乳房組織已全部拿掉，必須用義乳或皮瓣重建乳房形狀，稱為「乳房重建手術」。

戴浩志醫師指出，乳癌患者要做乳房部分切除或全部切除，屬於乳癌治療，必須由乳房外科醫師做判斷，而不是由整形外科醫師做判斷。當乳房外科醫師確定做部分切除或全部切除手術後，再與整形外科醫師討論如何做乳房重建。

乳房「全部」切除後之乳房重建手術，無論是立即性重建，或是延遲性重建，皆需使用義乳或自體組織為材料，來進行乳房重建。

臨床上，有些患者做乳房部分切除，無法達到很好的外觀，她們會在兩種治療方案中考慮——將乳房全切除，並立即重建，後續不需再做治療；或乳房部分切除，後續做放射治療。有些人考慮之後，會選擇將乳房全切除，不但可立即重建，後續也不需再做放射治療。

不過，有些病患覺得做乳房部分切除，即使乳房改變，但心理能調適。或者她的乳房太大、太小或下垂，一側做乳房部分切除，另一側做縮乳、隆乳或提乳手術，達到更理想的外觀，也是可行。建議乳房部分切除的病友，在做完放射治療、化學治療後，再評估重建的方式。

Q 切除後立即義乳重建怎麼按摩與照顧？

正解》 乳房切除後立即性重建，術後需等引流管拆除後，約

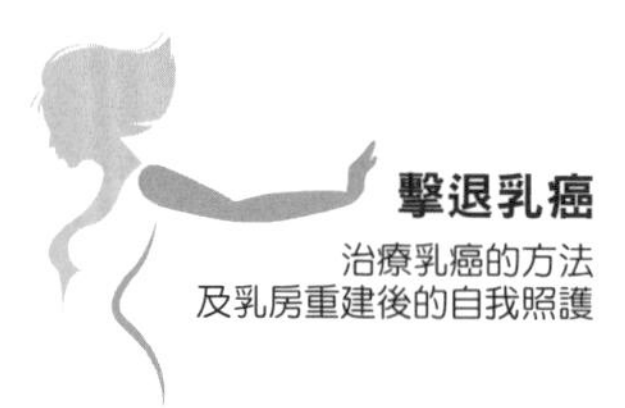

（術後）10天至2週才能開始按摩。一開始是做疤痕按摩，在傷口周圍及腋下定點稍微按壓，不能搓揉，會傷害傷口組織；術後3週才能開始按摩義乳，以避免莢膜攣縮。

術後2～3週，手術傷口已大致恢復，再進行按摩。平滑面義乳一開始按摩會比較疼痛，按開了就不會那麼痛，每天早晚要各按摩15～20分鐘；絨毛面義乳每天早晚各按摩10分鐘。不管使用光滑面或絨毛面義乳，每天都要在胸部上纏繞彈性繃帶，綁2小時，以維持義乳空間。

Q 乳房延遲性重建 疤痕是否會明顯？

正解》乳房全部切除的患者，若做延遲性重建，選擇皮瓣移植，因乳房已全切除，胸部皮膚不夠，需要用肚皮取代胸部皮膚，因此疤痕位置通常比較上面，也比較明顯。

至於延遲性重建選擇義乳者，會用組織擴張器將皮膚撐開，患者使用胸部原本的皮膚，通常沒有疤痕位置在上面、容易露出來的問題。不過，做過放射治療者，皮膚通常會類似灼傷，有組織沾黏問題，如果皮膚狀況不好，建議選擇做皮瓣移植。

乳房重建的疤痕是否明顯，必須視疤痕的位置而定。此外，東方人因體質關係，疤痕通常較西方人明顯。不過，疤痕生成厚薄多寡看個人體質，有些病人會在術後做預防疤痕增生的處理，例如用美容膠帶、去疤藥膏。如果在意疤痕顏色，可在術後打雷射或類固醇改善。

Q 用腹部皮瓣做乳房重建 胸腹部傷口會很疼痛？

正解》 腹部皮瓣移植所產生的胸部、腹部傷口，術後3～4天會明顯改善。其實，病患通常是開刀當天晚上到隔天早上最痛，到隔天下午就會逐漸好轉。

做過腹部皮瓣移植的病友一致反映，術後臥床休息最辛苦，因為顯微手術後要臥床休息1～2週，病人躺在床上，注意力都在身上，感覺最不舒服。至於痛是主觀感受，有人覺得很痛，有人覺得還好。腹部皮瓣移植只取表面的皮膚、脂肪和肌肉，疼痛感不像腹腔手術那麼嚴重。

其實做自體組織移植，前面兩週的過渡時期比較辛苦，常有病患術後躺在床上說，早知道就不要開刀了，但一個月後回診又說好在有重建，不然現在胸部空空的。建議病患術後要像坐月子一樣，能休息盡量休息，能請假1個月再回去上班更好，慢慢地生活步調都能逐漸恢復正常。

Q 乳房重建手術前，需做什麼準備？

正解》術前要避免吃任何中藥及保健食品，避免吃素，盡量攝取富含蛋白質的食物，例如：牛肉、魚肉、雞肉、蛋白等。

吸菸者，1個月前要禁菸，以減少相關併發症。如果來不及禁菸，應慎重考慮是否接受重建手術，術後3個月也要禁菸。

選擇腹部皮瓣做延遲性重建者，術前宜每天做有氧運動，每天做100～200下仰臥起坐，讓腹部血管變粗，有利之後皮瓣移植成果。

（採訪整理／胡恩蕙）

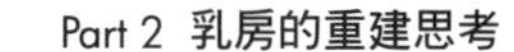
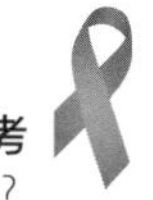

2-2

義乳、皮瓣移植，乳房重建材質哪個好？

確定要做乳房重建手術，要使用義乳，還是移植自體組織呢？哪個較適合自己，各有何優缺點？需多少時間恢復、需多少花費？本文清楚列表，讓你一目了然！

33歲的筱玉，年紀輕輕就被診斷出乳癌，為了完全切除腫瘤，她選擇乳房全切除，並做立即性重建。只是，對於重建的方式，她有點拿不定主意，不知該植入義乳，還是移植自體組織？

醫師建議筱玉，因其乳房豐滿，用自體組織移植，效果較自然；義乳形狀較挺，因她對側的乳房較大呈水滴形，做出來會兩邊不對稱，加上義乳要長期按摩，照顧較費心力，但她實在不想腹部多開一刀，所以十分掙扎……

選擇乳房全切除的乳癌病友，不論是立即或延遲性重建，皆有兩種材料選擇，一是人工植入物，即義乳；二是自體組織移植，最常使用腹部皮瓣。

1 義乳術後恢復快，需長期按摩 適合年輕、小而挺的乳房

義乳做出來的形狀較挺，林口長庚醫院外科部整形系副教授黃嫆茹表示，年輕、胸部較小或較挺的女性，適合用義乳。義乳是矽膠或鹽水袋材質，用手術將義乳埋入胸肌下面。

用義乳做乳房重建的優點，是術後恢復時間短，患者可盡快回到正常生活，不需腹部手術，其費用比皮瓣移植少，手術時間較短，約1～2小時。不過，臺大醫院整形外科主任戴浩志提醒，義乳的形狀固定，乳房豐滿或下垂者，做出來的形狀會與另一側乳房不對稱。

黃嫆茹醫師指出，使用義乳重建乳房時，立即性重建通常一次完成義乳植入；延遲性重建則分兩階段，先植入組織擴張器，用食鹽水將皮膚擴張至滿意的尺寸大小，再植入義

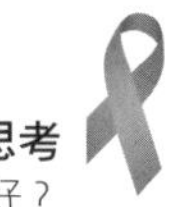

乳，兩階段手術間隔約3個月。

♥ 絨毛面義乳按摩時間較短 適合術後需化療者，較不費體力

最讓病友感到困擾的是莢膜攣縮的問題，所以術後要長期按摩，才能維持義乳柔軟，特別是術後6個月。此外，義乳還有破裂、變形、感染的可能，因此長期滿意度不如皮瓣移植高。

說到義乳按摩，光滑面義乳需要按摩時間較長，因為光滑面義乳易發生莢膜攣縮；絨毛面義乳則因與身體組織黏得較緊，發生莢膜攣縮機率較低，需要按摩時間較短。

每位醫師選擇光滑或絨毛面義乳傾向不同。黃嫆茹醫師指出，絨毛面義乳按摩較少，乳癌病友術後要化療很辛苦，如果還要花力氣按摩義乳，病患較不能接受。若選擇絨毛面義乳，病友只要稍微按壓義乳邊緣，或綁彈性繃帶即可。

不過，戴浩志醫師提醒，義乳植入後因為傷口收縮，有時義乳會往上方位移。光滑面的好處是可以調整位置，絨毛面放的位置若不恰當，就很難再調整。

2 皮瓣自體組織移植 較自然，長期滿意度高

如果想做出乳房ㄉㄨㄞ ㄉㄨㄞ的質感，就要用皮瓣。皮瓣包含皮膚、脂肪、肌肉、血管，大部分自體組織移植，都選擇腹部皮瓣做乳房重建來源。

目前臺灣較多的醫師，選擇「皮膚＋脂肪＋肌肉＋血管」的腹直肌皮瓣。戴浩志醫師表示，腹直肌皮瓣含有肌肉，皮瓣血流較好，術後脂肪壞死比率較低。但腹直肌被取走，約10%患者會有腹部無力、疝氣的後遺症。

另一種手術方式，不帶腹直肌，稱為穿通枝皮瓣，是「皮膚＋脂肪＋血管」的皮瓣。黃嫆茹醫師表示，穿通枝皮瓣的優點是，不取走腹直肌，病患術後沒有腹部無力問題，腹部疝氣機率小於1%。

但穿通枝皮瓣的血流，較腹直肌皮瓣少，約10%機率會發生微量的局部脂肪壞死。如何避免脂肪壞死？黃嫆茹醫師

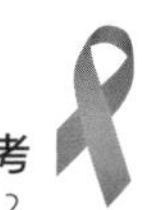

說，移植前，可先監測病患腹部血流，移植時挑大一點的血管。如果病人血管太小，沿血管旁取一點肌肉，以降低脂肪壞死機率。

♥ 身體需能負擔6～10小時麻醉 年紀太大、易流血者不適合

腹部皮瓣的優點，是可以根據對側乳房形狀去調整，做出來的乳房自然，長期滿意度高。而且過了3個月恢復期，就不需要長期照顧。

不過，腹部皮瓣移植需在胸、腹各動一刀，術後要休息2週，腹部也會留下疤痕。黃嫆茹醫師指出，適合做腹部皮瓣者，與乳癌期別無關，重要的是腹部組織足夠、身體可負擔6～10小時的長時間麻醉。無法負擔長時間麻醉，例如年紀太大、內科疾病較多、體質易流血者，就不適合。

臨床上有九成自體組織移植病友都使用腹部皮瓣。不過，有些人腹部平坦，或做過直立切開的剖腹手術，腹部組織不夠，就必須使用背部皮瓣。黃嫆茹醫師指出，在國外，

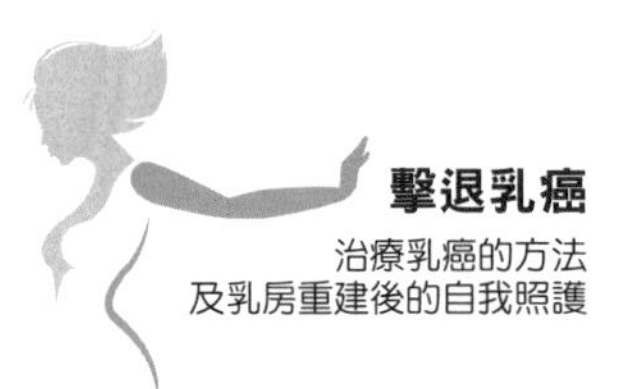

腹部組織不足時，會以背部皮瓣、臀大肌皮瓣或大腿內側皮瓣來取代腹部皮瓣。

然而，在臺灣，通常臀部、大腿兩處組織不足或血管細小，不常做為移植用途。相較之下，臺灣醫師較常用背部皮瓣來取代腹部皮瓣，不過，背部脂肪較少，通常要背部皮瓣加義乳才能做出乳房形狀。

（採訪整理／胡恩蕙）

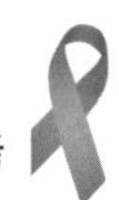

乳房重建方式比一比

乳房重建方式	義乳	
適合者	•年輕，乳房較小而挺	
不適合者	•乳房豐滿，或形狀下垂，呈水滴形者 •接受放射治療會影響皮膚外觀，術後病人較難選擇義乳	
優點	•術後可盡快回到正常生活 •不需腹部手術 •手術時間短 •費用較低	
缺點	•形狀較不自然 •需長期按摩 •有莢膜攣縮後遺症	
來源選擇	光滑面	絨毛面
做法	<一階段手術>：直接植入義乳 <二階段手術>：第一次先植入組織擴張器；第二次手術再植入義乳（與第一次間隔約3個月）	
優點	•若莢膜攣縮，可調整位置	•按摩時間較少 •莢膜攣縮機率較低
缺點	•需花較多時間按摩 •莢膜攣縮機率較高	•義乳放置後難再調整位置 •較易發生感染
副作用／後遺症	•莢膜攣縮約17～30% •感染約3.2% •破裂約10%	•莢膜攣縮約17～30% •感染約3.2% •破裂約10%
手術時間	1～2小時	
自然程度	•義乳形狀較不自然 •容易與對側乳房不對稱	
花費	<一階段手術>：10萬 <二階段手術>：18萬	
住院天數	4天	
術後滿意度	低於皮瓣移植（多數由於莢膜攣縮）	
恢復至自然時間	6個月疤痕成熟	

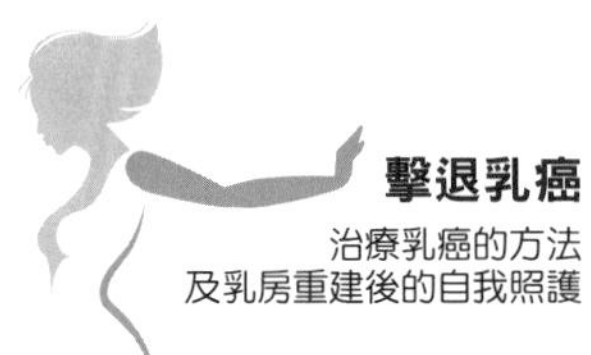

乳房重建方式	皮瓣		
適合者	• 腹部組織足夠 • 可接受長時間麻醉 • 術後可安排足夠休息時間		
不適合者	• 腹部組織不足 • 無法負擔長時間麻醉（年紀太大、多重內科疾病、體質易流血） • 做過腹部拉皮手術		
優點	• 比較自然，形狀、觸感最接近乳房 • 長期滿意度高 • 術後腹部平坦		
缺點	• 手術時間長 • 腹部多一道疤痕 • 住院時間長 • 術後需2週恢復期 • 費用較高		
來源選擇	腹直肌皮瓣	穿通枝皮瓣	背部皮瓣
做法	將腹部皮瓣包括皮膚、脂肪、腹直肌及供應營養的血管移到胸部後，用顯微手術將皮瓣血管與胸部血管連接	將腹部皮瓣包括皮膚、脂肪、及供應營養的血管移到胸部後，用顯微手術將皮瓣血管與胸部血管連接	將闊背肌皮瓣轉移至胸部，有時需加入義乳以達到對稱目的
優點	• 皮瓣血流供應佳，較不易脂肪壞死、纖維化	• 不帶腹直肌，術後沒有腹部無力現象，腹部疝氣比率低 • 腹部傷口較不痛	• 手術時間短 • 恢復快 • 手術成功率高99～100%
缺點	• 腹部無力、腹部疝氣 • 腹部較痛	• 皮瓣血流供應不若腹直肌皮瓣，脂肪壞死、纖維化比率較高	• 通常皮瓣量不夠，且易萎縮 • 觸感較腹部皮瓣硬，但較義乳柔軟 • 肩部有時會緊緊的 • 背部有疤痕

副作用／後遺症	• 腹部無力、腹部疝氣約3～15% • 部分脂肪壞死約3～13% • 部分皮瓣壞死約1～2% • 手術失敗，血管未接通<3%	• 腹部疝氣約<1% • 部分脂肪壞死約3～13% • 部分皮瓣壞死約1～2% • 手術失敗，血管未接通<3%	
手術時間	6～10小時（需顯微手術接血管）	6～10小時（需顯微手術接血管）	2～3小時
自然程度	• 形狀、觸感較自然，可接近自然乳房		
花費	25萬		
住院天數	7～10天		
術後滿意度	長期滿意度高		
恢復至自然時間	3個月		

註：放射線會使義乳容易莢膜攣縮，或使皮瓣容易脂肪壞死或纖維化，如果術後乳癌治療療程中，需加上放射治療，此時立即性重建，建議使用組織擴張器為重建材料；或是放棄立即性重建，選擇延遲性重建，等治療告一段落，再做乳房重建手術。

（資料來源／臺大醫院整形外科主任戴浩志、林口長庚醫院外科部整形系副教授黃媶茹；製表／胡恩蕙）

2-3 全乳切除後，該立即進行乳房重建嗎？

為了根除乳癌，決定切除乳房，該選擇立即性重建，還是等治療完成後再重建乳房？不同的時機點重建，各有哪些優缺點？

好萊塢女星安潔莉娜裘莉因自己是乳癌高危險群，在還沒發現乳癌時，就先做了預防性雙乳切除，同時做乳房重建手術，術後她出席公開場合，穿著深V低胸禮服，依然可以看到雙峰美麗的弧線，露出來的皮膚光滑細膩，這就是乳房切除後，立即性重建的典型代表。

當乳癌病友必須切除乳房時，乳房重建就成為可能的選項。臺大醫院整形外科主任戴浩志表示，乳房全切除者，可做「乳房重建」，利用自體或矽膠植入物，重塑乳房形狀，重建時機又分為立即性重建和延遲性重建。另外，乳房部分

切除患者，術後的重建稱為「乳房腫瘤整形術」，它與乳房重建是完全不同的觀念。此篇將著重於乳房重建的介紹。

談到乳房重建，乳癌病友最關心的無非就是「會不會影響乳癌治療的效果？」林口長庚醫院外科部整形系副教授黃嫆茹指出，乳房重建後，不影響化療效果。國外研究也顯示，乳房立即性重建，並不會影響癌症復發診斷和降低病患存活率。

1 立即性乳房重建

當詢問乳房重建的時機，很多整形外科醫師會建議，立即性重建效果比較好，手術過程較易執行。這是在乳房切除手術後，緊接著做乳房重建，兩者在同一次手術中進行。

♥ 優點：保留乳房外層皮膚，較自然

做立即性重建時，乳房外科醫師可以只摘除乳房內部組織，保留表面未受侵犯的皮膚，戴浩志醫師形容，這就像乳

房的「套子」還在，裡面再填入義乳或自體組織，儘管乳頭乳暈可能犧牲掉，但乳房可以盡量保持接近原本形狀，效果較自然。

立即性重建的好處是，原先乳房的皮膚保留下來，同時原先乳房的外形也保留下來，這是安潔莉娜裘莉術後可以穿低胸衣服的原因。此外，病患不需經歷失去乳房的過程，心理調適較容易。戴浩志醫師強調，若病友希望術後重建的乳房與原先乳房外型較相近，使用自體組織進行重建，較可達到此效果。

♥ 原位癌、一、二期患者最適合

早期乳癌較適合立即性重建。黃嫆茹醫師說，原位癌、第一、二期乳癌，腫瘤3～4公分以內，術前沒有淋巴結轉移，較適合做立即性重建。

手術時間方面，使用義乳進行乳房重建，重建手術時間約需1小時；如果使用自體組織進行乳房重建，重建手術約需6～10小時，時間較長，不適合無法長時間手術者，例如多重

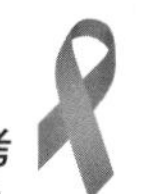

慢性疾病、糖尿病、高血壓患者。此外，吸菸會使傷口癒合變慢，必須戒菸才能做乳房重建。

♥ 術後需接受放療者，不建議做

一般而言，術後需接受放射線治療的患者，不建議做立即性重建，黃嫆茹醫師指出，因為放射線會使植入的義乳更易莢膜攣縮，或使移植的自體組織容易脂肪壞死或纖維化。戴浩志醫師建議，如果手術後，需接受放射治療，可先用組織擴張器，做為立即性重建的材料；或是放棄立即性重建，選擇延遲性重建，等治療告一段落，再做乳房重建手術。

2 延遲性乳房重建

乳癌第三期以後的病友，或接受放射治療者，可以在治療告一段落，做延遲性重建。一般是乳房切除手術後2年，再做乳房重建。有些早期乳癌病友，乳房切除時未做重建，也可做延遲性重建。

♥ 優點：專注治療後再考慮重建

延遲性重建的好處是病患可先專注在癌症治療上，等治療告一段落，自己考慮清楚，再做乳房重建手術。但乳房切除後，皮膚貼回傷口，乳房形狀會消失，延遲性重建要重塑乳房形狀，因此會運用到義乳或自體組織。

選擇義乳者，必須先用組織擴張器將皮膚撐大，再植入義乳；黃嫆茹醫師建議，做過放射治療者，皮膚通常會有類似灼傷、組織沾黏等問題，如果皮膚狀況不好，可選擇做自體組織移植。

♥ 自體移植，雙乳膚色會不同

自體組織移植，通常是將腹部皮瓣，移植到胸部上做出乳房形狀。戴浩志醫師表示，腹部皮瓣來自肚子，顏色是肚皮的顏色，會與對側乳房顏色不同，移植者必須有心理準備。

此外，當乳房切除時，已拿掉乳房皮膚，要重建乳房必須用腹部皮瓣做出乳房外皮，因此在腹部皮瓣和胸部接縫

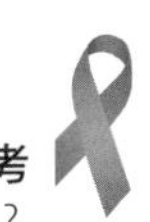

處，通常會有範圍較長的疤痕，位置在上面而較明顯，穿低胸衣服易露出來。

♥ 皮膚狀況佳者可選擇義乳

至於選擇義乳者，是用組織擴張器將皮膚撐開，等於使用自己的皮膚，通常沒有疤痕位置較上面、容易露出來的問題。不過，使用義乳的前提是，患者的皮膚狀況好，且義乳形狀較挺，做出來的乳房不如皮瓣自然。

儘管延遲性重建效果不如立即性重建自然，但黃嫆茹醫師說，乳癌病友的生活品質在乳房延遲性重建後是提升的，調查乳癌病友的生活品質，綜合生活（例如穿衣服）、工作、社交等指數，在乳房切除後生活品質指數平均4.9分，延遲性乳房重建後提高到7.9分，分數甚至比切除乳房前的7.7分還高。她推測，這是因為病友曾經歷失去乳房階段，失而復得，幫她們思想更正面；為了對抗乳癌，改變生活型態，也許讓她們生活更健康。

（採訪整理／胡恩蕙）

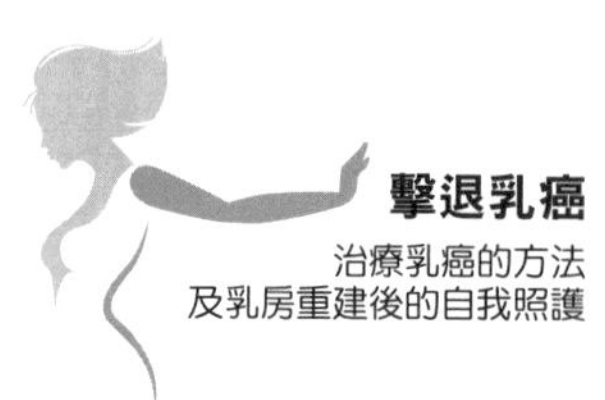

乳房立即性重建vs延遲性重建的比較

	乳房立即性重建
適合者	• 早期癌症（0～2期） • 腫瘤3～4公分以內（註） • 術後不需做放射治療 • 術前沒有淋巴結轉移 • 希望維持術後外觀兩側平衡
不適合者	• 乳癌第3期以上 • 仍須接受放射治療（註） • 腫瘤4公分以上 • 淋巴結轉移3顆以上 • 還未考慮好是否重建 • 不希望有額外非必要手術及開銷 • 傷口癒合較慢 • 多重內科疾病 • 抽菸
優點	• 比較自然：皮膚完整度好、可接近原來乳房形狀 • 心理調適比較容易：不需經歷失去乳房的階段
缺點	手術時間較長，含乳房切除時間
自然程度	較優
手術時間	• 義乳：4～5小時（含乳房切除） • 皮瓣：9～13小時（含乳房切除）
花費	• 義乳：10～18萬 • 皮瓣：25萬
術後恢復時間	約2～3週

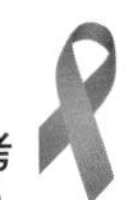

	乳房延遲性重建
適合者	• 乳癌第3期以上 • 接受乳癌化療、放療告一段落，追蹤2年沒問題者
不適合者	• 傷口癒合較慢 • 多重內科疾病 • 抽菸
優點	• 可先專注於治療癌症，想清楚後再重建 • 給曾失去乳房的病友重建乳房的機會，提升生活品質
缺點	• 皮膚已貼回傷口，疤痕組織沾黏，影響乳房重建自然度 • 外觀較難接近原先乳房外型
自然程度	• 皮膚質地不如立即性重建 • 用腹部皮瓣重建乳房，疤痕範圍較大，會呈現腹部顏色，與對側乳房不同
手術時間	• 義乳：1～2小時 • 皮瓣：6～10小時
花費	• 義乳：10～18萬 • 皮瓣：25萬
術後恢復時間	約2～3週

註：如果術後乳癌治療療程中，需要加上放射線治療，此時之立即性重建，則建議使用組織擴張器為重建材料；或是放棄立即性重建，選擇延遲性重建，等治療告一段落，再做乳房重建手術。

（資料來源／臺大醫院整形外科醫師戴浩志、林口長庚醫院乳房重建中心主任黃嫆茹；製表／胡恩蕙）

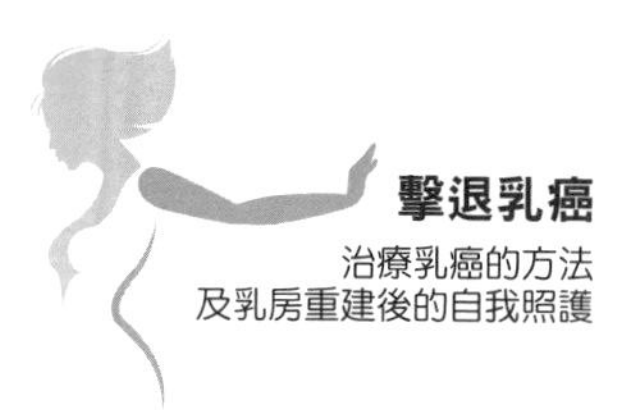

2-4

保留更多乳房的乳房腫瘤整形術，適合我嗎？

罹患乳癌，若想部分切除，保留更多乳房，有哪些條件限制？之後的乳房整形，又該注意什麼？

美蘭是位一期乳癌病友，她的乳房腫瘤約1公分，只需接受乳房部分切除。但術後，她看到原本豐滿的胸部缺了一塊，乳房呈現輕微扭曲變形，加上放射治療後，傷口凹陷進去。每當照鏡子，看到術後乳房和另一側乳房形狀不同，總讓她若有所失。

乳癌治療愈來愈進步，患者可以選擇乳房部分切除手術及放射治療（Breast Conservation Therapy, BCT），或選擇接受乳房全部切除手術，但不必放射治療。過去，只有做乳房全切除患者，能做乳房重建；但隨著做乳房部分切除的患者日益增加，近年來發展出乳房腫瘤整形術（Oncoplastic Breast

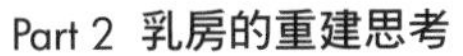
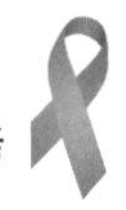

Surgery, OBS），是針對乳房部分切除患者做的重建手術，讓乳房部分切除病友，擁有更完整的乳房外觀。

乳房腫瘤整形術
幫部分切除者改善外觀

為什麼乳房部分切除患者需要乳房整形？衛福部彰化醫院乳房外科醫師葉名焮解釋，乳房部分切除的患者，一定要接受放射治療（俗稱電療），但是電療會造成組織萎縮，因此電療後乳房可能萎縮及凹陷一塊，乳房呈現扭曲變形，看起來不美觀。

臺大醫院整形外科主任戴浩志強調，特別是胸部較大（例如C罩杯以上）的女性，接受乳房部分切除手術後，若將傷口直接縫合，常造成乳房扭曲變形。

因此，針對部分切除的患者，發展出乳房腫瘤整形術（OBS），主要概念是將未切除的剩餘乳房組織，重新排列出完整乳房形狀，就像蛋糕被切掉1/4，再將它重新排列，而使蛋糕恢復圓形，但後來的蛋糕體積只有原來蛋糕體積的3/4。

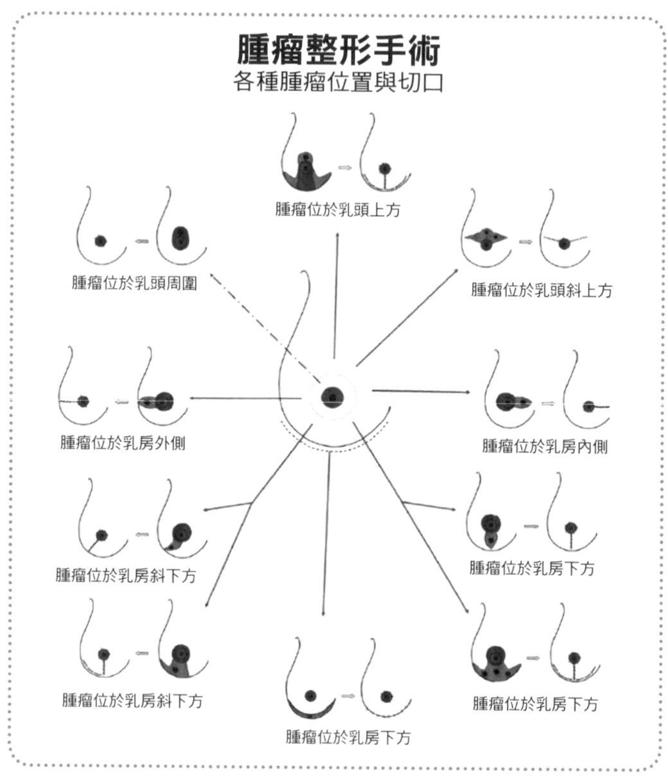

新式整形術
讓病友術後擁有完整乳房

乳房腫瘤整形術主要有下列幾種手術方法，讓部分切除的乳房，修整為完整形狀：

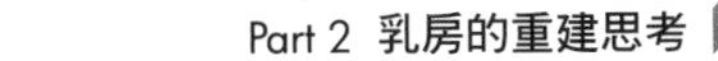
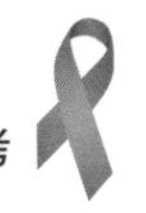

特殊設計之皮膚切口

經由特殊設計之皮膚切口，例如以微笑形切口，將腫瘤組織切除，並把剩餘的乳房組織搬動集中起來，例如：把乳房組織一部分從下面搬上來，或從上面移下去，視切除部位而定。此手術法有較寬的手術視野，傷口縫合後的疤痕也較美觀。

乳房組織移位手術

對於體積較小之乳房，且切除乳房組織不多時，可將乳房與底下胸壁分開，再重新排列成乳房外形。

乳房提升手術

對於下垂之乳房，使用乳房提升手術，切除包含腫瘤之乳房組織後，同時提升乳房；例如經由乳暈周圍甜甜圈狀切口，切除附近包含腫瘤的乳房組織後，再將傷口與附近乳房組織向乳頭集中縫合，達到乳房提升效果。

局部皮瓣轉位手術

對於體積較小的乳房，且切除乳房組織比較多時，可將乳房附近之組織轉位，例如轉移背部的背闊肌皮瓣至前胸，或以副乳皮瓣，填補缺損的乳房組織。

合併乳房組織移位與義乳植入手術

當乳房組織缺損比較多時，用乳房附近組織移位填補缺損，乳房體積仍然不足，此時可利用隆乳手術概念，使用矽膠義乳來增加乳房體積，達到術後兩側乳房對稱之效果。戴浩志醫師指出，填充物的選擇，目前仍以矽膠義乳較多，因為不會多一道傷口，且大部分乳房組織仍在，術後效果自然。

乳房縮小手術

對於體積較大之乳房，以縮乳手術的概念，切除包含腫瘤之乳房組織，術後乳房縮小並呈現新的外觀；至於對側正常乳房，也以相同之縮乳手術，切除多餘之乳房組織，使術後兩側乳房對稱。

多數病患會立即重建
延遲重建較複雜

戴浩志醫師指出，乳房腫瘤整形術的手術時機，大多數為立即性重建，即乳房部分切除手術的同時，就進行乳房腫瘤整形術，病友術後可擁有較完整的乳房外觀；少數部分切除病友，面臨乳房疤痕凹陷、乳房扭曲變形的困擾，會做延遲性重建。不過，戴浩志醫師說，延遲性重建的病友，因接受過放射治療，乳房皮膚與組織可能萎縮及凹陷，情況較複雜，如何重建，需進一步諮詢整形外科醫師。

乳房腫瘤整形術後的乳房外觀，葉名焮醫師說明，兩側乳房大小雖有些差別，但不影響穿衣服。此外，立即性重建的乳房腫瘤整形術，手術保留乳溝及下乳線，有助穿衣服美觀，不過脫掉衣服會看見疤痕。與乳房重建不同的是，乳房腫瘤整形術保留神經，術後乳房、乳頭仍有感覺，有助患者生活品質。

葉名焮醫師說，乳房腫瘤整形術源自英國，英國很多醫院沒有整形外科醫師，乳房外科要為乳癌病人開刀時，沒有整形外科，無法做乳房重建，因此發展出較簡單辦法，讓病人術後能有完整的乳房形狀，即乳房腫瘤整形術。後來德國、法國、美國等各國看到這種手術傷口較小，不像自體組織重建多一道腹部傷口，病人生活品質較佳、術後滿意度都不錯，因此大為推廣。

避免復發
切除患者需做放射治療

多數病友關心的是，乳房腫瘤整形術是否影響癌症復發與治療？葉名焮醫師指出，乳房腫瘤整形術在臺灣發展6～7年，未觀察到癌症復發率增加的情況。不過他也提醒，患者一定要接受放射治療，預防癌症復發。

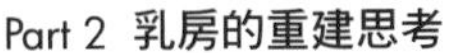

乳房腫瘤整形術是針對乳房部分切除病友的手術，葉名焮醫師引述研究論文，乳房部分切除的患者，一定要接受放射治療。原因是美國曾大規模追蹤，乳房部分切除後接受放射治療的乳癌患者，不論局部復發率及總存活率都與乳房全切除者相同，即使年紀小於35歲癌症病患局部復發率稍高，還可藉由化療、放射治療、乳房全切除手術等來控制病情。相較之下，未做放射治療的乳癌患者，一旦癌症復發，15年內每4人就會有1人死亡。

葉名焮醫師提到，乳房腫瘤整形術受術者，追蹤治療方式與乳房部分切除未整形者相同，必須接受放射治療等完整乳癌治療療程，避免復發。

適合0～1期乳癌病友
腫瘤比例低於乳房50%

什麼情況下的乳癌病友適合做乳房腫瘤整形術呢？葉名焮醫師指出，要接受乳房部分切除的病友，須是乳癌0～1期，腫瘤1顆且2公分以內，腫瘤的比例低於乳房50%，術後

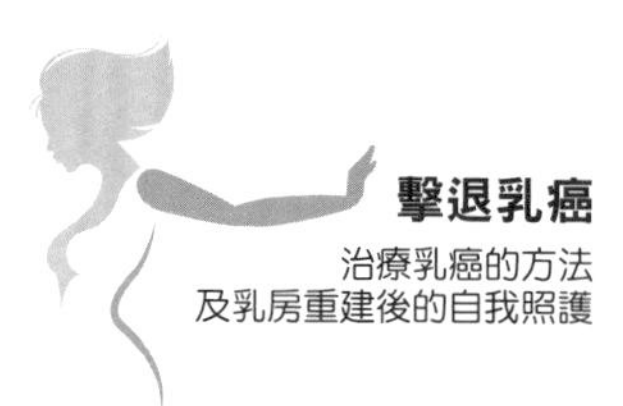

可接受放射治療者，才適合做乳房腫瘤整形術。若為多發性腫瘤，腫瘤2～3公分以上，腫瘤與乳房比例超過50%，或術後不能接受放射治療，例如紅斑性狼瘡、硬皮症患者，則不適合接受乳房腫瘤整形術。

當醫師判斷要做乳房部分切除，戴浩志醫師提醒，並非所有患者都需要乳房腫瘤整形術。例如：A、B罩杯的女性，乳房部分切除後，變形並不明顯，不見得需以乳房腫瘤整形術來重建乳房外觀；而C罩杯以上，容易遇到術後乳房變形的情況，較有需要做乳房腫瘤整形術。

一般來說，乳房腫瘤整形術手術時間約半小時至2小時。術後恢復時間約一週。手術屬於自費，健保不給付，費用約4～6萬，為乳房重建的一半，不過，乳房腫瘤整形術屬於新發展領域，各家醫院尚無統一行情，病友可向各大醫學中心有從事乳房重建的醫師詢問此手術。

（採訪整理／胡恩蕙）

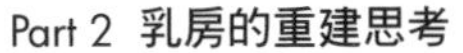

「乳房重建」vs.「乳房腫瘤整形術」

手術方式	乳房重建	乳房腫瘤整形術
適合對象	乳房全乳切除病友	**乳房部分切除病友**：0～1期，腫瘤1顆且2公分以內，腫瘤與乳房比例低於50%，術後可接受放射治療者
手術時機	立即性重建、延遲性重建	大部分為立即性重建，少數為延遲性重建
實施方法	• 植入義乳 • 植入自體組織：多數採用腹部皮瓣	有六種手術方式：特殊設計之皮膚切口、乳房組織移位手術、乳房提升手術、局部皮瓣轉位手術、合併乳房組織移位與義乳植入手術、乳房縮小手術
自然程度	自體組織移植效果較自然；植入義乳則呈現義乳形狀	大部分乳房組織仍在，效果自然
術後治療方式	• 立即性重建，術後不宜做放射治療（若術後需做放射治療，建議先用組織擴張器做為立即性重建的材料） • 延遲性重建，可在所有療程均告一段落，再進行重建	• 術後一定要做放射治療，避免癌症復發
費用	• 義乳：10～18萬 • 皮瓣：25萬	• 約4～6萬（新發展領域，各家醫院行情差異仍大）
手術時間	• 義乳1～2小時（不包含乳房切除時間） • 皮瓣6～10小時（不包含乳房切除時間）	0.5～2小時（不包含乳房切除時間）

資料提供／臺大醫院整形外科主任戴浩志、衛福部彰化醫院乳房外科醫師葉名焮

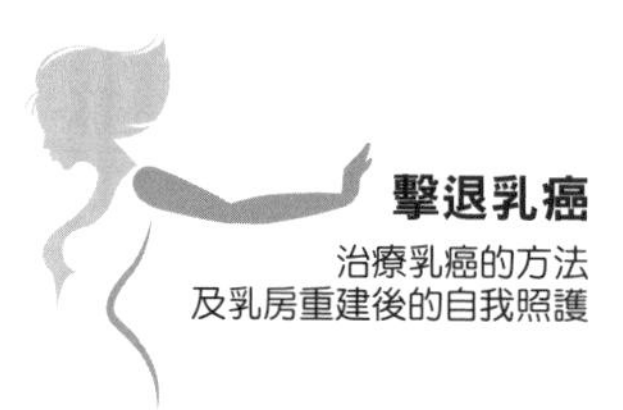

2-5

做完乳房重建，如何自我照護？

為了治療乳癌而切除乳房，手術後，不論植入義乳或皮瓣移植重建乳房，都需做好術後照護，讓整形外科醫師、護理師告訴你，術後按摩及生活照護的方法。

職場女強人涵芳是位乳癌患者，她在切除乳房後選擇立即性重建，植入義乳。術後，移居美國工作，不過忙碌使她疏忽了義乳按摩，她發現植入的那側乳房變得愈來愈緊，像石頭奶一樣，只好飛回臺灣求診，醫師說她的莢膜攣縮嚴重，必須動手術將莢膜取出。

臺灣乳癌病友中，約5～6%會選擇乳房重建，美國則是1/4乳癌病友會重建，原因與健保不給付乳房重建，及過去民眾資訊不足有關。不過，隨著資訊發達，林口長庚醫院外科部整型系副教授黃嫆茹表示，愈來愈多病友詢問乳房重建，

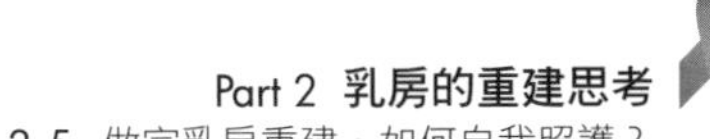

而年輕的乳癌病友考量結婚、生活品質，更有乳房重建的需求。

乳房重建後，患者也會像乳房切除者一樣需面對手術傷口問題，如：肩膀手臂活動受限、淋巴水腫等。加上要維持重建乳房的外觀，按摩、保養上更需注意，以下就義乳植入、皮瓣移植保養重點分別說明：

植入義乳

預防莢膜攣縮
術後須勤快按摩

乳房重建植入義乳，術後不需馬上按摩，因為此時按摩非常疼痛。林口長庚醫院整形外科專科護理師鄭美隨表示，術後兩三天，病友須先穿上全罩杯胸罩，把乳房撥進胸罩內，以固定植入的義乳。胸罩必須24小時穿著，等2～3周傷口癒合且義乳大致維持穩定位置後，才能正常穿脫。

乳房重建病友因胸口有植入物，會裝引流管引出多餘組織液，植入義乳者在術後兩天出院，此時引流管尚未拔除，在家必須照護引流管傷口，照護方式如下：

◆用優碘沾濕棉棒，由內而外畫圈擦拭引流管傷口周圍皮膚。

◆覆上Y型紗布，用紙膠帶固定。

◆注意引流管呈拋物線，維持引流功能。

◆每天記錄引流液排出量，如果引流液變多或變紅，或突然減少及發燒，應立即就醫。

◆傷口保持乾燥，洗澡時上半身擦澡，沖洗下半身即可。

鄭美隨護理師指出，大部分病患可在下次回診，即術後7～10天拔掉引流管。當引流管拔除，就進入義乳重建的三大保養歷程——復健運動、疤痕按摩、義乳按摩。

★復健運動

像乳房切除患者一樣，義乳植入者必須做復健運動，以維持肩膀手臂活動力，預防淋巴水腫。可以做的復健運動

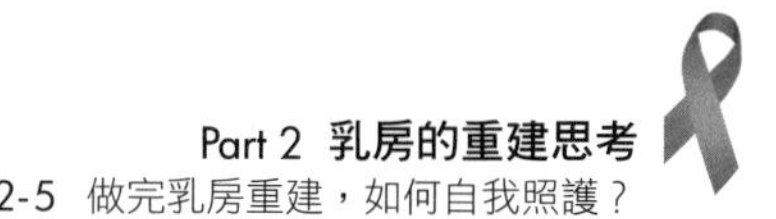

有手部運動、手臂搖擺運動、抱胸、梳頭等。但必須注意，不能做爬牆運動，因為爬牆運動會拉開胸大肌，使尚未固定的義乳移位。鄭美隨護理師建議，術後10～14天再做爬牆運動。

★疤痕按摩

目的是軟化疤痕，使傷口美觀。疤痕按摩方式是在感覺緊繃處直接按壓，可施以一定力道但不可揉捏，避免傷口組織惡化。術後前幾天如果傷口覺得疼痛或麻麻的，可輕拍，舒緩不舒服的感覺。術後3週傷口周圍就可直接進行疤痕按摩。

★義乳按摩

植入義乳最令人困擾的是莢膜攣縮，黃嫆茹醫師表示，莢膜是義乳和身體之間的疤痕組織，它會收縮，使病人感覺緊緊的，並影響義乳美觀，因此術後前半年必須好好按摩，預防莢膜攣縮。半年後，仍可長期按摩，維持義乳觸感柔軟。

義乳按摩怎麼做？

義乳材質分為光滑面和絨毛面，林口長庚醫院整形外科專科護理師鄭美隨建議，絨毛面需要按摩時間較少，光滑面義乳需要更勤勞的按摩，每天早晚各按摩10分鐘，按摩方式如下：

Step1 將義乳往內推，按壓義乳內側邊緣

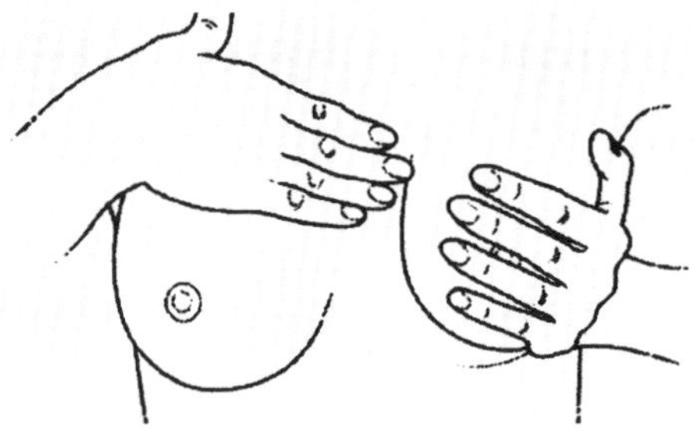

Step2 將義乳往外推，按壓義乳外側邊緣

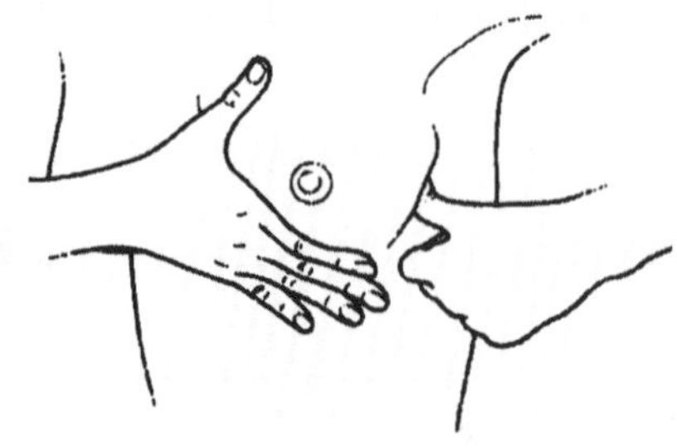

光滑面義乳除了步驟1、2動作，還需加上2個動作如下，4組動作共按摩15～20分鐘，早晚各一次。

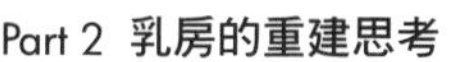
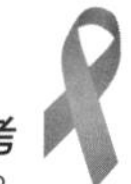

Step3 雙手虎口放在義乳底部，推動義乳，往內停10秒

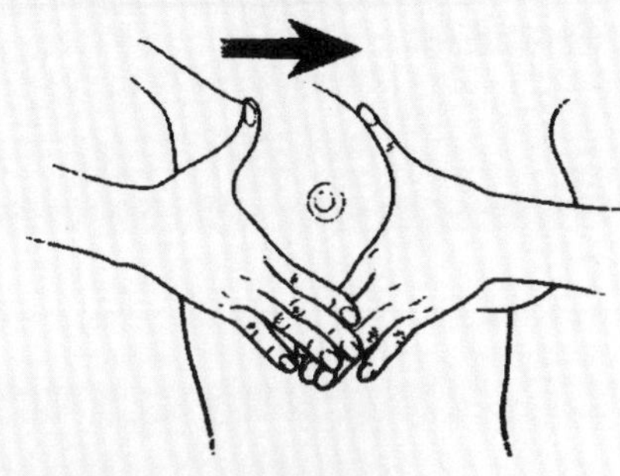

Step4 雙手虎口放在義乳底部，推動義乳，往外停10秒。步驟3、4動作交替。

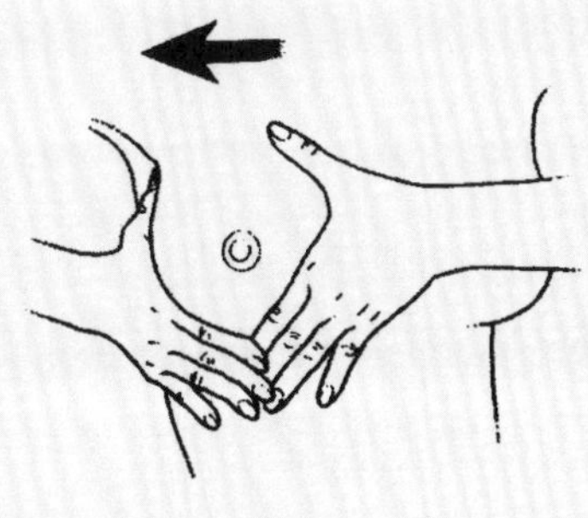

不論光滑面或絨毛面義乳，每天要綁彈性繃帶2小時（如下圖），目的是壓縮莢膜組織，避免莢膜攣縮。睡覺時可鬆開彈性繃帶。

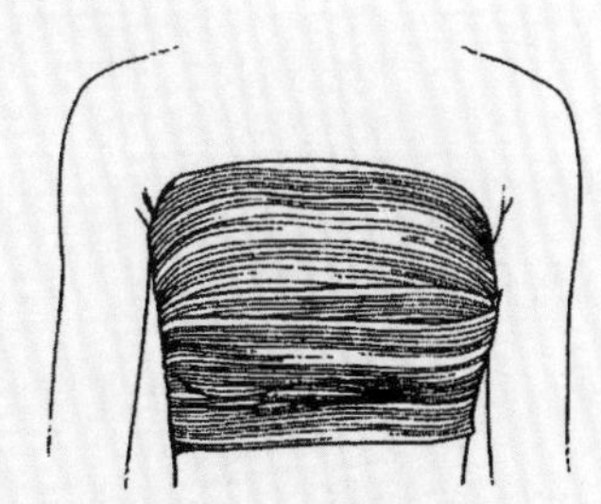

皮瓣移植

等腹部傷口癒合
再做復健運動

自體組織移植者，九成選擇腹部皮瓣。不過，將腹部皮瓣移植到胸部，術後胸部、腹部兩邊都有傷口，胸部、腹部各會裝一支引流管。鄭美隨護理師指出，腹部皮瓣移植，病患需住院9～12天，通常出院時引流管都可拔除。如尚未拔除，照護方式與植入義乳的引流管方式相同。

胸部、腹部傷口會貼美容膠帶，幫助癒合。鄭美隨護理師說，美容膠帶沒有髒就不建議替換。此外，剛手術完，腹部傷口會疼痛，或有麻麻觸電感，可以輕拍緩解。至於胸部疼痛，只能輕拍下緣，胸部上緣不能拍打，因為手術將皮瓣血管與胸口血管接在一起，拍打會影響血管癒合。

選擇皮瓣移植的乳房重建病友，術後第3天起要穿胸罩，不過躺下時可鬆開休息，起身時則須穿著胸罩，以固定重建乳房的位置並支托重建乳房重量，避免血管受到重力拉扯。

皮瓣移植病友一樣要做復健運動和疤痕按摩，以預防淋

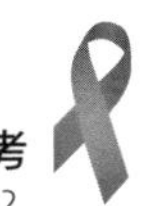

巴水腫、維持肩膀手臂活動，改善疤痕造成緊繃感。復健運動開始的時機，是引流管拔除之後；疤痕按摩則在術後3週開始進行。

必須注意的是，皮瓣移植病友一開始不能做爬牆運動、抱胸，及任何將手舉高過90度的動作，以免影響皮瓣血管與胸部血管的接合。當術後3週，傷口癒合好了，才能開始做爬牆、抱胸等將手舉高的復健運動。

乳房重建者，飲食要注意什麼

乳房重建病友，在手術前後3個月，飲食要點如下：

- 多吃富含蛋白質的食物，例如：牛肉、魚肉、雞肉、蛋白等，盡量不要吃素。
- 避免任何中藥及保健食品。中藥成分例如人參、當歸、靈芝有活血功能，會使血管收縮，影響皮瓣血管接合。
- 不吃麻油雞，會使傷口發炎。
- 薑蒜有活血功能，只能吃少量。

（採訪整理／胡恩蕙）

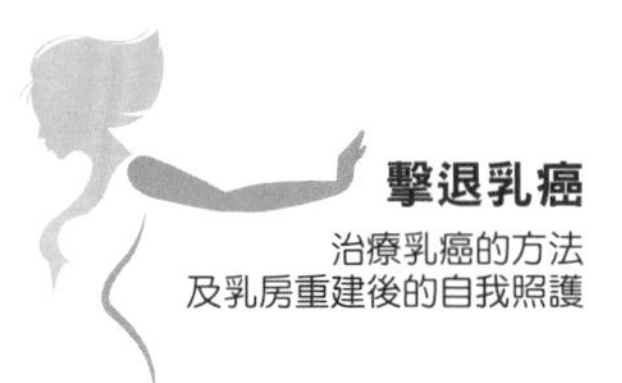

2-6

乳房切除後未重建，要學的復健與保養方法

50歲的李媽媽在右側乳房發現2公分腫瘤，並有淋巴轉移，醫師為她做乳房切除，摘除腋下淋巴結。她未選擇乳房重建，原以為後續較不用花心思照護，沒想到術後她的傷口逐漸恢復，但胸口卻依然有麻麻的刺痛感，更令她困擾的是每當右手舉到某個高度，就無法再抬高，好像五十肩一樣。一年後，她的右手臂逐漸出現淋巴水腫，有一回被蚊子叮咬，還差點變成蜂窩性組織炎……

衛福部彰化醫院乳房外科醫師葉名焮表示，乳癌病友接受乳房全切除及腋下淋巴結摘除後，因為一舉手胸部傷口會痛，加上組織沾黏、腋下疤痕攣縮，讓不少患者不敢舉手，久而久之就出現肩膀手臂疼痛、活動受限的情形，因此，術後復健運動十分重要。

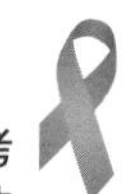

術後可立即做手部運動、輕拍痛麻處

術後一到五天，做手部運動可幫助淋巴回流及恢復手部力量。林口長庚醫院整形外科專科護理師鄭美隨建議患者，每隔1～2小時做一組手部運動，方式如下：

一、手掌開合（也可手抓海綿球或毛線球，幫助手部用力）

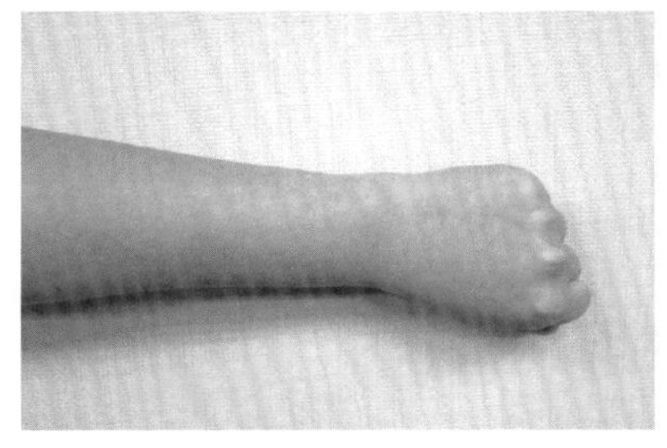

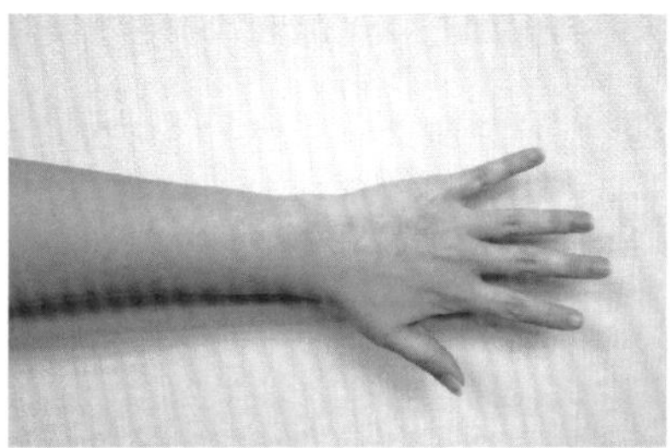

二、手腕上下

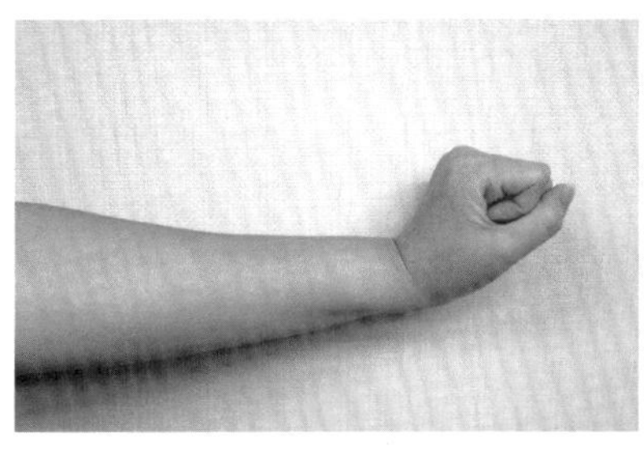

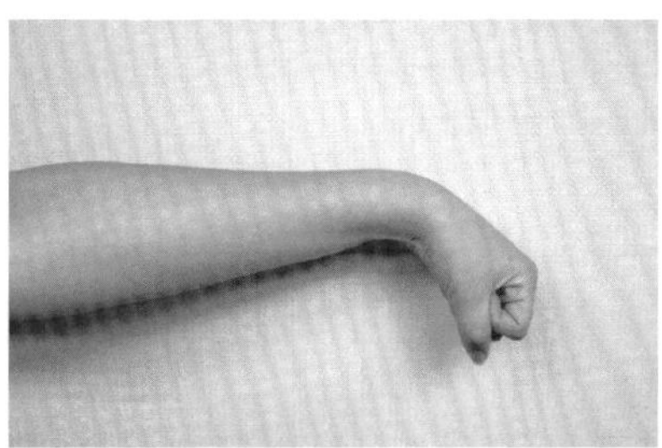

三、手肘彎曲伸展

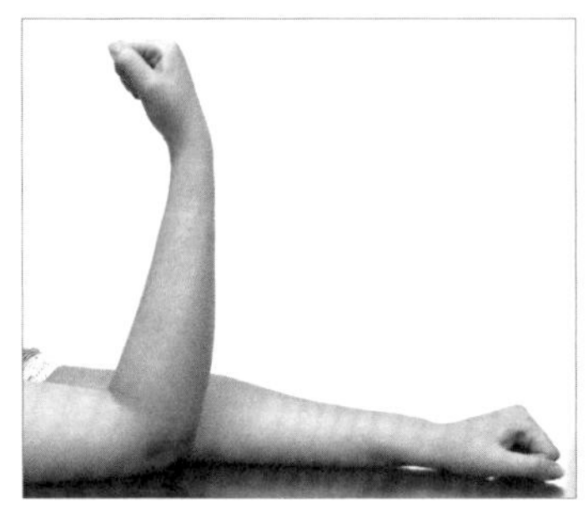

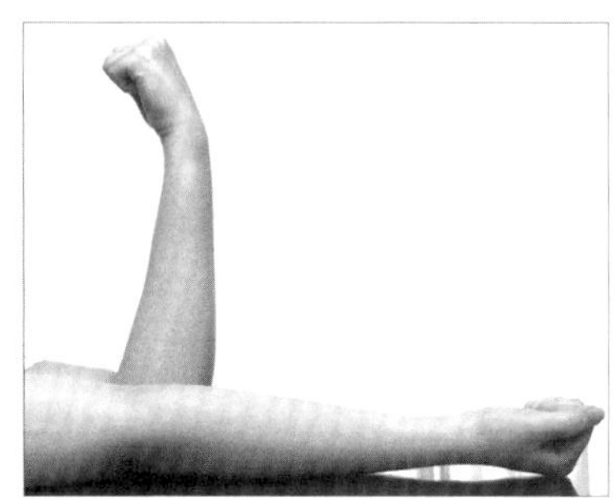

乳房切除及腋下淋巴切除的病友，因為神經被切除後放電，一開始胸部、腋下感覺抽痛及麻木是正常的，鄭美隨護理師建議，可以輕輕拍打胸部及腋下，緩解不適。

大部分乳房切除病友在出院前，都可將引流管拔除。葉名焮醫師表示，乳房部分切除，及前哨淋巴結切除的病友，他會以組織膠取代引流管，組織膠成分近似血液凝固因子，可吸收傷口滲出的組織液，病人不須放引流管，出院傷口護理更容易。

術後復健運動，可避免淋巴水腫
維持肩膀手臂活動力

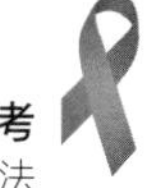

術後依照醫師指示，通常在術後一至二週，或傷口膠布移除後，可以開始做復健運動。復健運動的目的，除了使肩膀手臂活動恢復正常，還可預防淋巴水腫。

葉名焮醫師指出，淋巴切除患者約有5～15%機率發生淋巴水腫，目前藉由前哨淋巴結切除者，發生淋巴水腫機率可大幅降低至每千人中僅1～5人。

初期的淋巴水腫，會有紅腫熱痛或純粹腫脹的現象，此時若不積極處理，嚴重的話，堆積太久的淋巴液會與皮下結締組織結合，形成纖維化，皮膚外觀會出現腫脹、硬化、無彈性，且易造成細菌感染。但是淋巴水腫一旦發生，只能改善，無法根除，對病友相當困擾，因此積極預防，才能維持生活品質。

至於復健運動的次數，鄭美隨護理師建議每天2～3次，每項動作做20回，一次運動20分鐘，之後逐漸增加運動次數，但以不感覺疼痛為原則。乳癌病友術後復健運動種類如下：

一、手臂搖擺運動

- 雙腿伸直，與肩同寬，彎腰向前或以椅背托住頭部

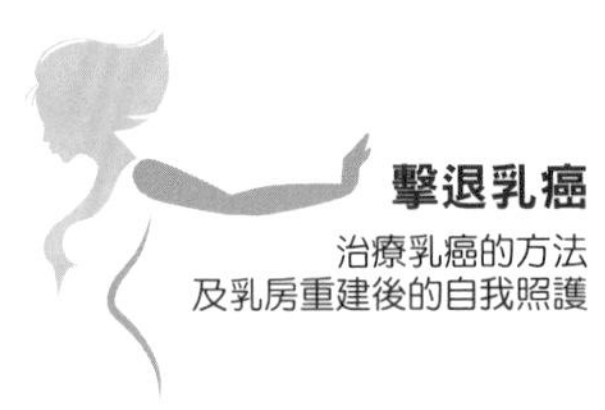

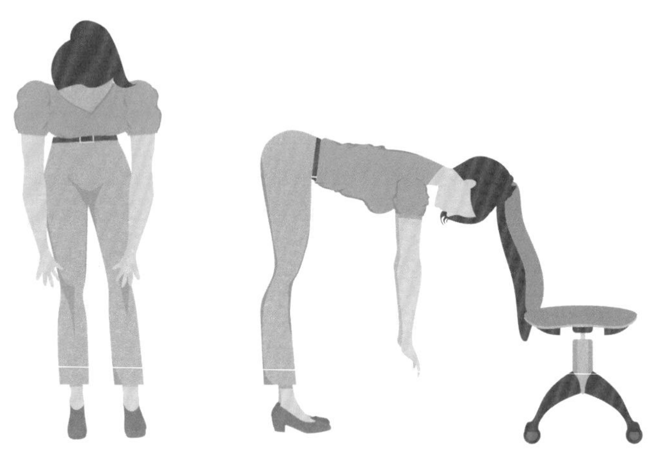

• 雙手自然下垂不可交叉，像鐘擺般左右運動

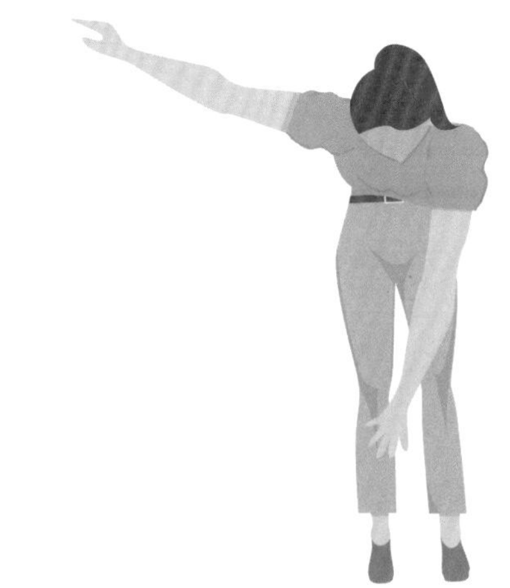

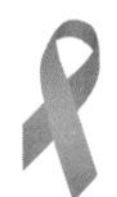

二、爬牆運動

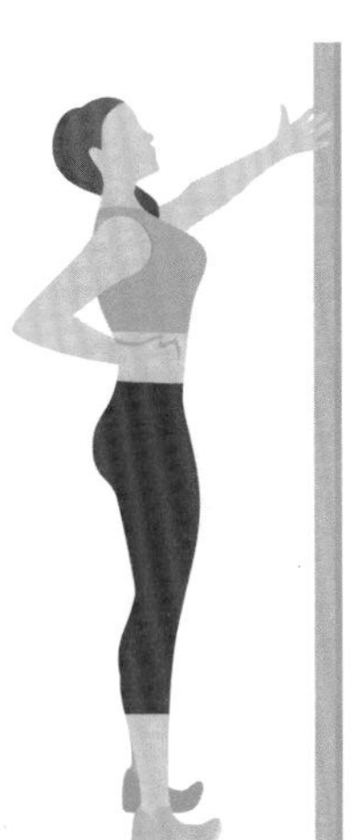

- 雙腿微開伸直，挺胸縮腹
- 健側手插腰，或兩手手臂往前伸直，高度與肩膀相同，將手掌貼在牆上
- 用食指、中指在牆上往上爬

三、抱胸運動

- 雙手交叉，呈擁抱自己狀

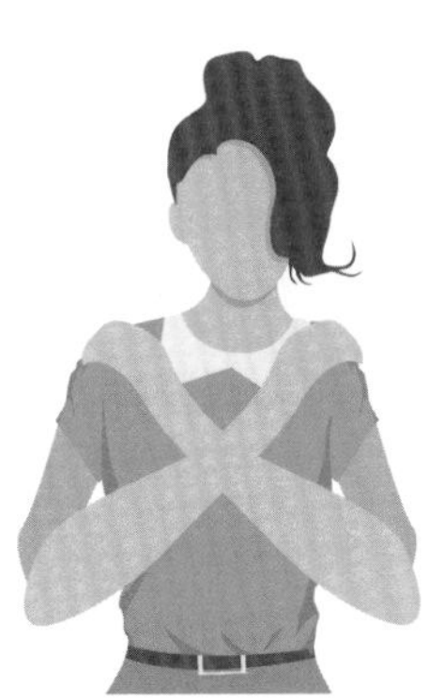

四、梳頭運動

- 患側手臂向外伸直至與肩膀水平
- 患側手臂向內彎曲，至頸後做梳頭運動

• 同時將兩手臂向外伸直，再向內彎至頸後，兩手互拉有助挺胸

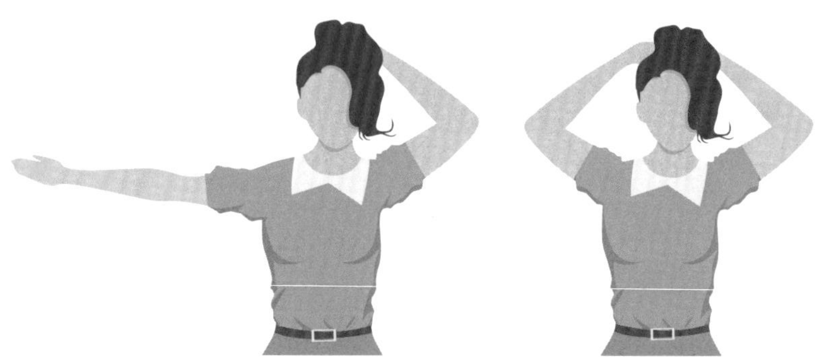

（復健運動提供／葉名焮醫師、鄭美隨護理師）

淋巴水腫最困擾
預防是王道

鄭美隨護理師表示，有時病友是因淋巴水腫造成她們終身不舒服，而非乳癌本身。淋巴水腫會使患者生活受限，肩膀痠痛。而且淋巴結被摘除後，免疫功能下降，輕微受傷或負重太多，都會引起淋巴水腫，甚至是蜂窩性組織炎。

預防淋巴水腫，必須注意下列事項：

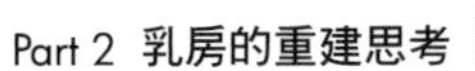
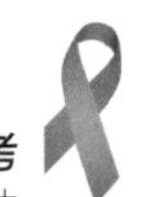

- 患側不做任何治療，包括打針、抽血、量血壓。
- 避免穿緊身衣服，不穿有鋼圈胸罩，患側不戴手飾。
- 患側不拿重物、不背手提袋、不抱小孩。
- 患側應避免維持同一姿勢太久，例如：長時間撐傘。
- 可做輕度日常工作。煮飯時，使用患側手臂，避免因炒菜、拿鍋造成燙傷。清潔工作宜戴手套，以免接觸化學藥劑。
- 避免蚊蟲叮咬。

當發生淋巴水腫時，葉名焮醫師表示，淋巴水腫一公分以上，可透過淋巴按摩及加壓器改善。淋巴按摩是從肢體末端往心臟方向，用指腹輕撫皮膚，促進淋巴液回流，一次按摩約10～15分鐘。另外一種是病人佩戴像長手套的加壓器，由肢體末端至近端分段加壓，幫助淋巴液回流。

當淋巴水腫超過十公分，可透過手術治療，一般是將下頜的淋巴結取出植入手腕，由於淋巴結就像抽水馬達，將淋巴結移植到手腕，可幫助抽取淋巴液回流至身體。

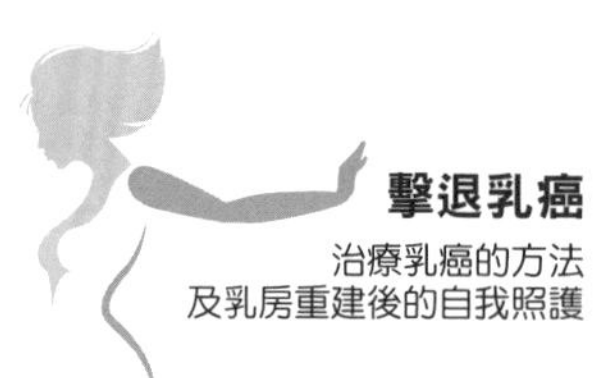

何謂「前哨淋巴結」？

衛福部彰化醫院乳房外科醫師葉名焮說明，前哨淋巴結指的是乳房腫瘤經過淋巴腺引流的第一個淋巴結。通常醫師會取數個前哨淋巴結檢查，如果前哨淋巴結發現癌細胞轉移，視為有淋巴轉移，必須切除腋下淋巴結；反之，如果前哨淋巴結未發現轉移，視為沒有淋巴轉移，不須做腋下淋巴摘除。通常被摘除的只有前哨淋巴結，平均為三顆。

（採訪整理／胡恩蕙）

Part 3

吃對營養，有效抗癌

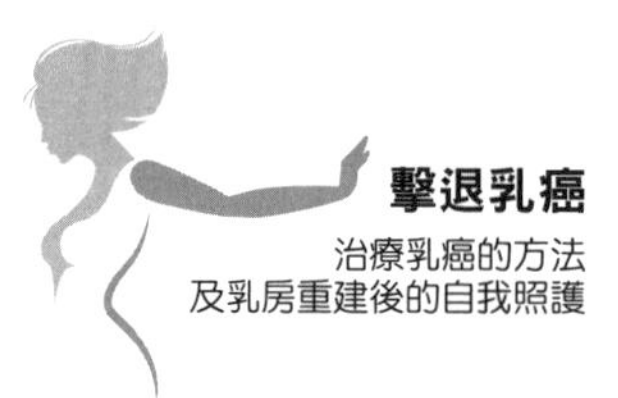

3-1 大豆、山藥，乳癌患者可以吃嗎？

罹患乳癌對女性來說是一大打擊，為了避免誘發或影響治療，許多人都如驚弓之鳥般，不知要吃什麼。網路謠傳，適當的挨餓可以餓死癌細胞，或是抑制癌細胞分裂，延緩癌症病程；甚至還有一種說法，認為大豆、山藥含有雌激素，容易誘發乳癌細胞活躍，乳癌患者不能吃。真的是這樣嗎？

振興醫院營養師殷秀妙指出，乳癌患者大多癒後良好，存活十幾、二十幾年的人很多，除化療期間飲食原則較不同外，當病情穩定後，只要注意均衡飲食，充足攝取六大類食物，就能預防慢性病或第二個癌症找上門。

飢餓，不會餓死癌症
治療時最需補充蛋白質

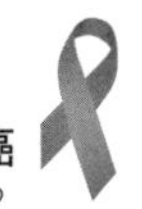

若接受化療，殷秀妙營養師表示，藥物會帶來全身性衝擊，使紅白血球明顯降低、抵抗力減弱，多數患者還會嘴破、噁心、嘔吐，進而影響食慾。然而，此時身體要持續接受療程，對營養的需求不減反增，建議平時可稍微加強蛋白質、熱量、鐵質的吸收。其中，蛋白質是修補細胞、增加身體抵抗力不可或缺的營養成分，例如紅肉（牛肉）含動物性蛋白質；植物性蛋白質則以黃豆類較優。

「重點是吃足分量，而不是一定得吃什麼！」殷秀妙營養師強調，天然食物的營養原則在於是否攝取足夠。每個人可依習慣與喜好，從同一類多種食物中選擇，而不是單吃一種食物，或照著指定菜單飲食。

治療期間，患者要格外加強營養，如果因副作用導致食物難以下嚥，殷秀妙營養師建議，可向醫院營養師諮詢，使用濃縮流質的商業配方來補充，「千萬不要認為飢餓可以餓死癌症」。

高量荷爾蒙恐誘發癌症
提防大豆異黃酮補充品

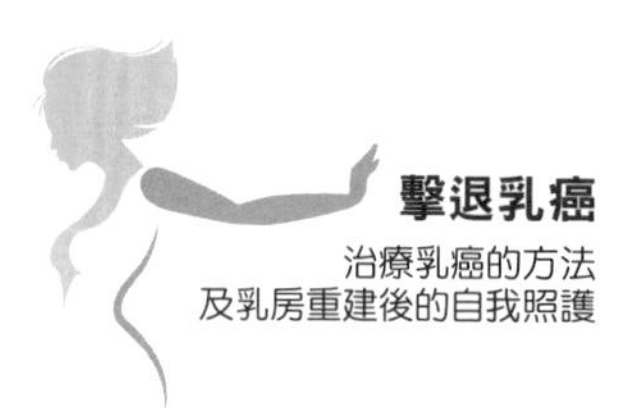

乳癌病友協會祕書長林葳婕表示，病情穩定的乳癌患者，營養需求與一般人雷同，皆以均衡、適量為原則，從五穀根莖類、蔬菜類、水果類、蛋豆魚肉類、奶類、油糖鹽類六大類中攝取；其中，油糖鹽類吃最少，多以蒸、煮、滷的方式烹調。

由於乳癌與荷爾蒙有相關性，不少患者聽聞大豆、山藥、雞肉等含有雌激素，就認定不能吃，不過，殷秀妙營養師與林葳婕秘書長均認為，盡量攝取天然食材，但切忌大量攝取單一種食物，並避免服用相關營養素的萃取物。如此，吃下的荷爾蒙量，對身體的影響就不大。

林葳婕秘書長也以自己為例，不會特別排斥某類食物、但也不會吃單一飲食，如果患者對某種食物感到害怕，基於「安心」的原則，不碰這類食物並無不妥，因為還有很多食物可供選擇。

至於「大豆異黃酮補充品」，殷秀妙營養師較不建議乳癌患者使用，因為濃縮的荷爾蒙補充劑，高劑量可能會誘發乳癌細胞再度活躍；此外，其他許多號稱可抗癌的保健品，也不建議食用，盡可能讓自己均衡攝取天然食物、維持正常

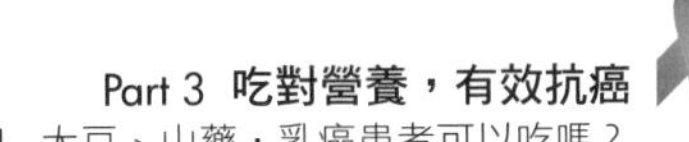

作息與運動習慣，才是恆久的養生方法。

（採訪整理／張雅雯）

更年期婦女補充荷爾蒙會不會引發乳癌？

美國曾進行一項大型臨床試驗，發現使用荷爾蒙會增加乳癌發生率，導致許多更年期婦女對荷爾蒙補充療法裹足不前。臺安醫院乳房中心主治醫師謝家明指出，若為了改善更年期不適而須服用荷爾蒙，應在醫師指導下使用。

若已罹患乳癌，是否會因補充荷爾蒙製劑而惡化？謝家明醫師及振興醫院婦產科主任級醫師陳宏輝皆不建議患者使用荷爾蒙製劑，以免病情惡化。若長出硬塊，即使在0.8公分以內，只要未受更年期症狀困擾，應盡量避免使用荷爾蒙。

補充荷爾蒙的更年期婦女，建議一年進行2次乳房追蹤檢查。或者可改服含荷爾蒙前驅物質DHEA所製成的補充食品，這比化學性的雌激素荷爾蒙安全些。

（採訪整理／施沛琳）

3-2 常見的乳癌飲食迷思

正在化療，卻不知道什麼能吃、什麼不能吃？蛋白質、總熱量到底每天要攝取多少？大豆、山藥、咖啡……乳癌患者能吃嗎？10個關於乳癌飲食的問題，讓營養師為你解答。

宜倩是位乳癌患者，接受切除手術後，為了預防轉移，醫師建議做化學、放射線治療。聽病友說，治療期間會有胃口差、噁心、嘔吐等副作用，有時候會白血球低落，必須暫停化療，這似乎是乳癌患者的一大考驗，讓宜倩很害怕，儘管病友不斷耳提面命，叮嚀她一定要吃的營養，就算吃不下，多少也要吃一點，但她還是很擔心，不知道該怎麼吃，才對病情有幫助？

化療、放療期間
不可不知的 3 大飲食原則

原則1》主動向醫療團隊諮詢飲食原則，停止偏方、生機飲食

接受化療、放療期間更需要營養，首要原則是主動向癌症治療團隊的營養師諮詢飲食原則，而不是任意打探怎麼吃，接著改吃偏方飲食、生機飲食或素食。和信治癌中心醫院營養室主任王麗民表示，目前國內醫院醫治癌症的模式多為結合各個專科領域的團隊治療，患者應接受營養師的飲食指導，由他們量身訂做癌症飲食，而不是立即改吃其他飲食。

原則2》均衡飲食最重要

抗癌一定要吃得營養，別怕養大癌細胞而這不吃、那不吃，或只吃某類食物，乳癌治療期間，無論是前、中、後期都要均衡攝取多元食物，各種食物都攝取一些，才能取得完整營養素，維持身體基本活動，以及進行抗癌、細胞修復、清除自由基及排除身體毒素等功能。要特別注意食物的烹調方法，以熟食為主，不吃生肉、生菜沙拉、無法削皮的水果，少油鹽糖，選用優良油脂、盡量清蒸、汆燙、燉煮，避

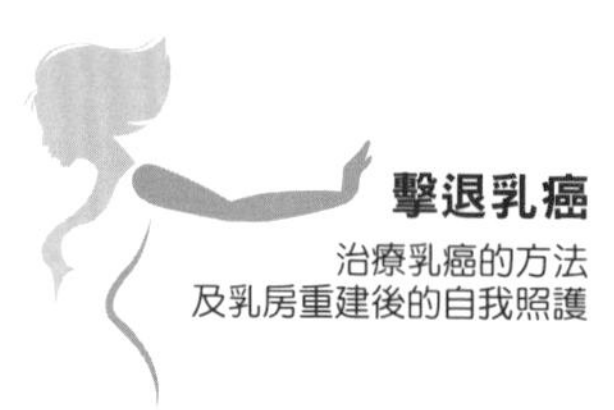

免過度加工。

原則3》三高一低飲食法

三高一低是指高熱量、高蛋白質、高纖維、低脂肪，臺中澄清醫院中港院區營養醫學門診主任劉博仁醫師表示，乳癌化療、放療期間，患者需要靠體力提升療效、殺死癌細胞、避免及降低副作用、提高免疫力，所以化療前，就要努力多加餐飯，熱量需提高20%，若每天熱量攝取是2000大卡，需提高到2400大卡，讓體重增加10%，若原來體重為60公斤，則建議增加至63公斤。蛋白質攝取量則要提高至50～80%，可用自己手掌估算，一天一餐正常量約半個手掌的肉片，治療前可增加為兩個手掌量，治療中會有吃不下的問題，正常量約需一個手掌。

王麗民主任提醒，不少乳癌患者體重不輕、BMI值大於24，這些人治療前仍需控制體重，不能因為需要高熱量、高蛋白質食物就愈吃愈胖，反而增加乳癌復發機會，她建議治療期間參加營養相關課程，學習食物代換及適度運動，以維持理想體重。比方說用糙米、全麥麵包替換白飯、白麵；用

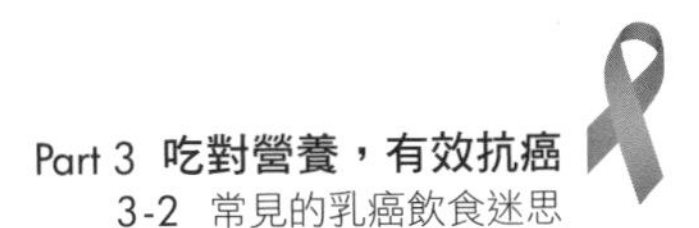

魚肉、雞肉替換部分豬肉、牛肉。

化療期間
不可不知的10個飲食疑惑

Q1 化療期間，可以吃高脂肪飲食嗎？

化療期間，醫師期望癌症患者的體重能夠增加10%以上，但美國艾伯特・愛因斯坦醫學院蒙特費爾醫學中心醫療團隊發現，肥胖乳癌患者在接受治療後，乳癌復發機率比理想體重者來得高，原因和體脂肪會導致荷爾蒙變化，引起發炎反應相關，因此王麗民主任建議，治療期間的飲食不宜採用高脂肪飲食，避免提高復發率，偶爾可吃些低脂、低糖的蛋糕、麵包、巧克力，轉換心情，但不要經常食用。劉博仁醫師則建議，攝食紅肉時，吃瘦肉不吃肥肉，吃雞、鴨時，一定要去皮再食用。

Q2 白血球下降時，該怎麼吃？

化療期間白血球下降，代表抵抗力低，劉博仁醫師表示，正常白血球值是4000／mm^3，一旦白血球低於3000／mm^3或嗜中性白血球低於1500／mm^3，患者就很容易感染，所以需增加魚肉豆奶蛋的蛋白質飲食，且要避開生冷食物，多吃熟食，以免提高感染機率。

Q3 吃不下，可吃營養補充品嗎？

乳癌患者因為化療藥物的關係，常會有噁心、嘔吐、吃不下等情況，是否需要補充營養保健食品？王麗民主任建議，食用營養補充品之前，應先向營養團隊諮詢食用的可行性。劉博仁醫師建議可食用由優質蛋白質胺基酸、天然魚油、各種維生素、麩醯胺酸、酵素組合成的全方位營養均衡配方。

Q4 可以吃蜜餞、煙燻、燒烤類食物嗎？

化療、放療是對抗腫瘤細胞的治療方式，這段期間飲食需以天然、新鮮、熟食及清淡為主，王麗民主任建議，盡量少吃或不吃含有添加物、發酵物或過度烹調的加工、煙燻、燒烤食物，以免影響細胞修復及體力恢復。

Q5 可吃豆製品、大豆類營養補充品嗎？

過去乳癌患者常被建議盡量避免食用大豆食物及大豆營養補充品，理由是含有類似雌激素結構的異黃酮，可能導致乳癌生長。但是劉博仁醫師及英國RNP國際營養醫學研究中心營養治療研究員彭建彰均指出，近年來已有研究顯示，乳癌患者可食用大豆或豆製品，原因與雌激素接受器有關。雌激素有ER α 及ER β 兩大類，前者分布在子宮內膜、乳房器官，後者分布在骨骼、腦部，而天然大豆異黃酮對於ER β 有較高的結合力，有抑制ER α 作用，對雌激素有拮抗性，能夠降低乳癌發生率及骨質流失。

有一項「黃豆類食物與乳癌存活率之關係（Soy Food Intake and Breast Cancer Survival, JAMA, Dec 9, 2009- Vol. 302, No. 22 2437）」研究指出，攝取大豆類食品不論雌激素接受體是呈陽性、陰性或使用乳癌標靶藥物泰莫西芬，均能明顯降低死亡及復發率，該研究是由美國於中國的實驗觀察，追蹤5403名乳癌患者長達6年所完成。

王麗民主任表示，<u>大豆、豆漿、豆腐、豆干等豆製品是蛋白質食物，可與其他蛋白質食物替換著吃，在正常飲食下</u>

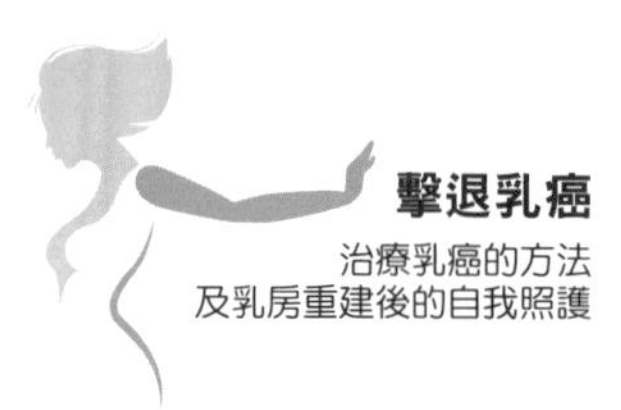

攝取不會有過量問題。至於大豆異黃酮萃取物，劉博仁醫師不建議癌症患者直接補充，因有濃度問題，食用前一定要詢問癌症治療團隊的醫師或營養師。

Q6 可以吃山藥嗎？

山藥含有豐富蛋白質、胺基酸、礦物質、酵素、黏質多醣體，但因含有皂素成分，可以作為荷爾蒙前驅物，常令乳癌患者擔心。對此，王麗民主任強調，山藥是天然食物，適量食用無需擔心，但不宜單純補充山藥萃取物。事實上，中央研究院曾於2007年發現山藥中的「薯蕷皂素」可啟動乳癌細胞中的特殊蛋白，導致乳癌細胞的存活率下降60%。

Q7 化療期間，不能吃葡萄柚？

葡萄柚所含的夫喃糖香豆素（Furanocoumarin-Coumarin）成分會影響小腸活動，延長藥物在體內的作用或劑量，且會干擾肝臟代謝效果，所以不要吃葡萄柚。此外，化療期間最怕感染，所以不能剝皮、削皮的水果，如蓮霧、草莓、櫻桃都不要吃。

Q8 可以喝咖啡、花草茶嗎？

可以喝咖啡及花草茶，但需注意來源及使用的量，避免攝取到發霉的咖啡或含重金屬的花草茶，且須適量，1天1杯即可，不要狂飲，也不要添加奶精和糖。

Q9 含有當歸、人參的補湯，可以喝嗎？

補湯通常含有當歸、人參、紅棗之類的活血成分，反而會增加血管新生，妨礙抑制腫瘤的效果，所以應避免飲用這類活血補湯，飲用新鮮食物烹煮的湯品即可。

Q10 果汁、木耳飲、精力湯，可以喝嗎？

這類用果汁機打出的飲品是生食，不適合白血球低落時飲用，若患者已結束化療，且抵抗力不錯，可適量飲用。劉博仁醫師建議水果要去皮，蔬菜需洗淨，最後再用白開水沖淨，可用無毒的有機食材，且不要打得太久、太細，要保留一定程度的纖維，可降低血糖，避免增加胰島素阻抗。

（採訪整理／梁雲芳）

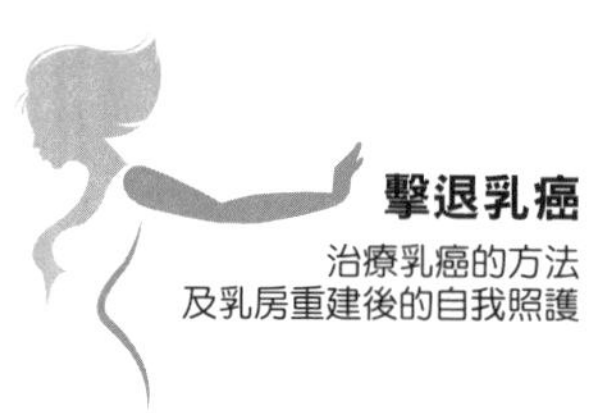

3-3

乳癌化療期間食慾差，10招吃進更多營養

食慾不振、噁心想吐、吞嚥困難、脹氣、便祕、貧血……乳癌患者化療期間出現這些狀況時，該如何用飲食來調理身體？

化療藥物殺死的不只是癌細胞，連同正常細胞也會一併掃除，乳癌患者常會因此遇到許多不適的副作用，這時候營養調理就顯得很重要，必須跟著調整及改變，不僅可紓解身心不適，還能協助抗癌。和信治癌中心醫院營養室主任王麗民、臺中澄清醫院中港院區營養醫學門診主任劉博仁醫師，提供營養舒緩原則，供乳癌患者參考。

狀況1》食慾不振

對策》少量多餐，隨時準備餐食、點心或高蛋白和高熱量均

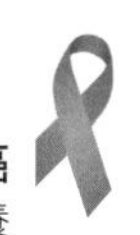

衡營養品，只要有飢餓的感覺就要進食，最好1、2小時就吃1次。

狀況2》感到噁心、嘔吐

對策》接受化、放療之前的2小時應避免進食。採取少量多餐的方式，以清淡、冰冷、有酸味或鹹味較強的食材為主，如薄荷糖、醃薑、薑汁、薑糖等可減輕症狀。不宜吃太燙的熱食，溫度差距太大、太甜、太油膩、辛辣食物也要少碰。

多喝水，以防脫水，同時注意水分和電解質平衡。不要大口喝，以少量多次慢慢喝、吸管吸吮為宜，也可補充果汁、或是清淡且含卡路里的流質飲品，但盡量不要和吃正餐的時間重疊，宜在飯前半小時至1小時之間飲用。

嘔吐情況改善時，可開始吃些易消化、吸收的食物，比如清淡流質的營養全配方飲品、鹹餅乾、果凍、白吐司。盡量不要靠近飄散煙味或異味的地方，避免引起噁心、嘔吐感。

狀況3》味覺改變

對策》由於味覺改變，會降低進食意願，可選用味道較濃，有香氣的天然食材，如香菇、洋蔥、羅勒、迷迭香、大蒜、八角、茴香等，增進想吃的意願。要避免食用苦味強或清淡食物，如芥菜、苦瓜、紅鳳葉、扁瓜。

另外，也可嘗試食用各種混搭的蛋白質食物來源，包括紅肉、白肉、魚肉、黃豆製品、蛋類、奶類製品，提升味覺感。利用天然酸味、甜味醬汁、滷汁改變風味與口感，增進食慾。食物溫度不宜太熱，可放冷，接近室溫或冰涼溫度再食用。

狀況4》唾液濃稠或口乾

對策》口乾時，可含冰塊、飲用淡茶、檸檬汁或高熱量飲料，或常用食鹽蘇打水來漱口，作法是1茶匙食鹽、1茶匙食用蘇打粉，加1000cc的水，吃東西之前，可用它漱口。

選擇質地較軟或滑潤的食物，可拌入醬汁、湯汁或用勾芡的方式，以利吞嚥；食材的選擇上，建議避免太乾、太硬、調味太重的食物。可以採用小口進食方式，方便充分咀嚼。

狀況5》口腔潰瘍

對策》口腔潰瘍會有疼痛感，進食不易，可含冰塊，幫助口腔黏膜冷卻，降低藥物對口腔黏膜的傷害。要常漱口，保持口腔濕潤、防止口腔感染。

改變食物質地，提供軟質或流質食物，比如果凍、布丁、雞凍、肉粥、肉汁、肉湯，有助吞嚥，減緩進食時的不適，或可用吸管幫助吞嚥。要避免刺激性食物或酒精性飲料。

可適時補充蛋白質、麩醯胺酸全營養補充品、天然維生素B群、天然維生素C等營養素，有助潰爛癒合。

狀況6》吞嚥困難

對策》吞嚥困難時，建議飲用高熱量和高蛋白的流質液態食物，或者選擇軟質、滑潤、細碎或泥狀食物，搭配肉汁、肉湯進食，可幫助吞嚥。

或者利用增稠劑改變食物質地，比如添加嬰兒米粉、嬰兒麥粉、各類穀粉、太白粉，提高濃稠度，有益吞嚥。食用麵包、餅乾、蛋糕、穀片時，可先浸泡牛奶、果汁或濃湯，

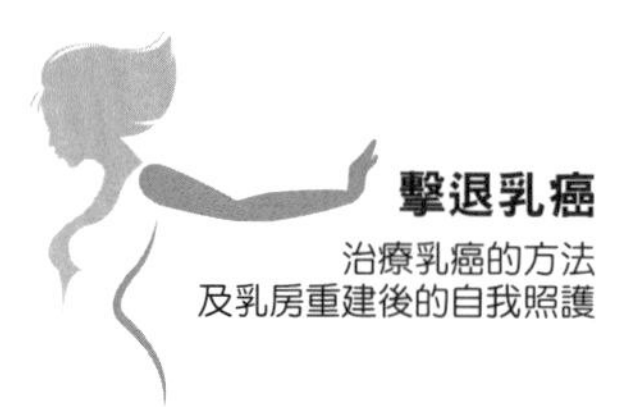

泡軟後再食用。進食前，不妨喝幾滴檸檬汁、喝冰水或含冰塊，會刺激吞嚥反射動作。

狀況7》脹氣

對策》避免食用易產氣的食物，比如帶殼豆類、洋蔥、馬鈴薯、牛奶、竹筍、芹菜、菜梗、玉米。若要飲用湯水、飲料，最好在餐前30～60分鐘飲用。少吃甜食和油膩食物，也不要吃口香糖。進食時不要講話，以免吸入過多空氣。

狀況8》腹瀉

對策》要避免攝取高纖、高脂食物、牛奶及乳製品，注意水分及電解質的補充，以免腹瀉嚴重造成脫水。急性腹瀉後，可先食用白稀飯、白吐司、去皮水煮雞肉，適度吃一些燕麥、木耳、蘋果、香蕉，裡面含有水溶性纖維，可緩解腹瀉不舒服。

狀況9》便祕

對策》要多吃可刺激腸子蠕動的高纖食物，比如全麥麵包、

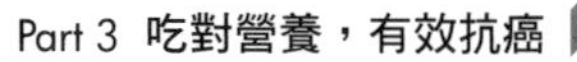

水果、蔬菜。同時每天至少喝2000cc的水，或喝一些溫熱黑棗汁、蜂蜜檸檬汁，適度運動可幫助腸子蠕動，還要放鬆心情，有助排便。

狀況10》貧血

對策》乳癌患者出現貧血有很多原因，如缺鐵、缺維生素B6、B12、葉酸或感染，也可能是骨髓幹細胞被抑制，必須經醫師抽血後判斷，再找出改善的方法，千萬不要擅自補充鐵劑，因為鐵本身是促氧化元素，過量補充反而會促進腫瘤細胞生長，可暫時吃些鐵質含量豐富的牛肉、含有維生素B群及維生素C的食物，或在營養師建議下補充營養補充品，反而可以幫助鐵質在腸道中吸收。

（採訪整理／梁雲芳）

3-4

抗癌期間怎麼吃，才有體力對抗乳癌

「化療期間要多吃牛肉、喝雞湯，才有體力……」治療乳癌時總有許多人好心提供飲食上的建議，到底乳癌化療期間及化療完成後，飲食該注意什麼？化療期間可吃營養補充品嗎？完成化療後，能再吃炸雞、甜點嗎？8個你最想知道的抗癌飲食疑惑，一一為你解答。

乳癌患者在治療期間及治療完成後，對飲食控制總有許多疑問。化療結束，等待藥物反應消失後，可先選擇較軟及吃得下的食物，如豆腐、鮮香菇、山藥、馬鈴薯、肉粥等，待胃口逐漸好轉，就可正常飲食，但和信治癌中心醫院營養室主任王麗民提醒，乳癌與肥胖有關，又有復發的疑慮，所以要控制熱量，避免體重飆高，且要注重均衡營養的攝取，增強抵抗力，降低復發率。以下常見問題，請專家為你解答。

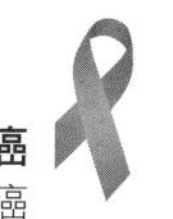

Q 1 化療期間不能碰含雌激素的食物？

和信治癌中心醫院一般外科資深主治醫師余本隆說，飲食方面，首先要戒菸、戒酒、戒掉不健康的生活習慣，但也不宜快速地180度大翻轉，以免對身體形成新的衝擊。例如：原本只吃肉不吃菜，可適度補充些蔬果，但不宜立即只吃全素或有機飲食，尤其日後打算採行全新的飲食計畫，更要循序漸進。

臺北榮民總醫院乳房醫學中心主任曾令民也認為，健康的飲食是「爭長久，而非爭一時」，等所有治療都結束，再慢慢導入新的健康飲食模式較理想。他說明，天然食物中，蜂王乳含有較多女性荷爾蒙，不宜食用外，其餘如山藥、黃豆、地瓜、南瓜、橘子、檸檬、玉米、香蕉、牛奶、番茄、青椒、馬鈴薯、蘋果、五穀雜糧、牛蒡、苜蓿芽，以及菇蕈類（尤其是香菇和木耳）等，所含的雌激素、大豆異黃酮含量都沒有想像中多，在均衡飲食的前提下，偶爾攝食不至於增加乳癌機率，可放心食用。

余本隆醫師認為，在治療與輔助治療的3個月到半年中，最好維持平常心，注意優質蛋白質的攝取，勿吃帶皮的各式水果（怕農藥或洗不乾淨導致感染），完全熟食不生食，生魚片及生菜沙拉都不要碰，減少加工，多吃天然食物，對化療效果絕對有加分作用。

兩位醫生也提醒，如果吃得下食物，不一定要吃營養補充品，如果真的吃不下食物，吃正規藥廠推出的營養補充品亦可。余本隆醫師補充，治療期間最重要的原則就是：「把好的東西吃下去！」像他治療的患者美食家梁瓊白，癒後就出了一本書，教癌友如何把各種好食材變得可口。

Q 2 化療時吃健康食品會干擾療效嗎？

幾乎所有乳癌患者的身邊，總圍繞著一群不斷獻策的好友，有人會提供各式各樣的建議，有人會送各類營養品或保養品，余本隆醫師提醒，這些人這麼做是為了表達關心，患者只要收下這些關心和善意即可，千萬不要因對方好意而照

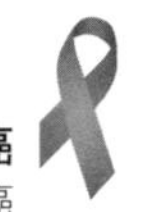

單全收。

「凡是涉及醫療的判斷和建議，都要提高警覺。」余本隆醫師說，有些東西看起來好像不錯，但一買就要好幾萬，各式抗癌的健康食品、萃取純液，可能是某些食物含量的好幾百倍或幾千倍，最多只適合在日後正常生活時使用，若在化療過程使用，很可能干擾治療效果。他提醒，「一旦治療結束，就是正常人，」這時才可考慮吃這些號稱可抗癌的健康食品。

Q 3 預防乳癌復發 蛋白質如何吃？

臺中澄清醫院中港院區營養醫學門診主任劉博仁建議，蛋白質是抗癌的主要來源，需要足量攝取，但盡量不要吃富含飽和脂肪的紅肉，避免增加胰島素抗阻，促進癌細胞的生長，不妨選擇雞鴨魚等白肉或豆類製品做為蛋白質補充來源，選擇家禽白肉時，一定要去皮，避免吃進過多油脂或抗生素。

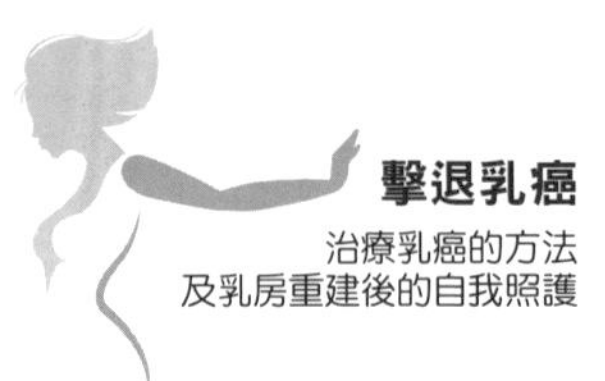

Q 4 做完治療 可吃炸雞、燒烤嗎？

乳癌療程結束後，患者飲食逐漸恢復正常，可選擇雞肉、魚肉這類蛋白質食物，有助組織修復、體力恢復，不過炸雞、燒烤類食物的油脂高，且含有多環芳香烴與芳香胺類物質，是致癌物，少碰為妙。

Q 5 很愛吃甜點 罹癌後仍可常吃嗎？

甜點及茶類飲品是很多人的最愛，但這類烘焙類甜點及市售茶飲多半含有反式脂肪、單醣、果糖及葡萄糖，會刺激癌細胞生長，王麗民營養師建議自己動手做，杏仁核桃湯、紅豆湯、芝麻糊都是不錯的選擇。

Q 6 有纖維囊腫或乳癌家族史 飲食上該注意什麼？

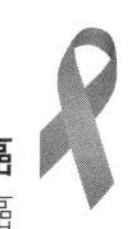

乳房纖維囊腫是乳腺管擴張的「變化」，不一定會發展成乳癌，曾令民主任指出，纖維囊腫整體只會增加1.5倍的乳癌機率，除非合併非典型上皮細胞增生，才會增加到4倍的機率。

至於有乳癌家族史的患者，則屬高危險族群，特別要注意飲食習慣，少碰高油脂、高熱量食物，多吃含有ω-3脂肪酸的魚肉（如鯖魚、鮭魚、沙丁魚）、全穀類、黃豆製品、五色蔬果，少吃紅肉、燒烤類食物、反式脂肪食物（如甜甜圈、乳瑪琳、酥皮點心），維持理想體重。

Q 7 每天喝味噌湯、吃糙米有助降低乳癌機率？

王麗民營養師及彭建彰營養研究員均表示，味噌是黃豆發酵物，所含的異黃酮、木酚素對於降低乳癌發生率有幫助，日本曾研究每天喝味噌湯，有助降低乳癌發生率，但其鹽分高，也不適合天天食用，而是要與其他飲食搭配食用。

糙米裡面含有谷維素（oryzanol）成分，劉博仁醫師指

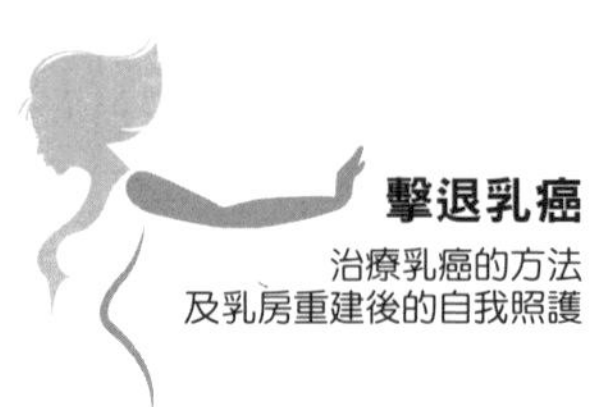

出，這是一種抗氧化物，可中和自由基，降低細胞變異作用。王麗民營養師表示，糙米含有豐富纖維素，當體內含有過高的膽固醇及動情激素，在肝腸循環作用中，纖維素能在腸道中將其排出體外，降低體內濃度。

Q 8 補充維生素D 有助於預防乳癌？

諸多研究發現，適度戶外運動及日曬可在體內生成維生素D，能增加骨質密度，並能降低體內女性荷爾蒙需求量，王麗民營養師表示，臨床檢視乳癌患者體內的維生素D濃度，發現的確比正常人低，因此鼓勵大家每天至少日曬15分鐘及多攝取維生素D含量豐富的食物，如鯖魚、鮭魚、牛奶、雞蛋、優酪乳，都是優良選擇。

（採訪整理／梁雲芳、張慧心）

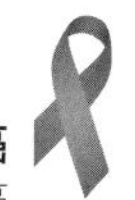

乳癌治療完畢後，如何避免復發和轉移？

和信治癌中心醫院一般外科資深主治醫師余本隆表示，治療完畢後，患者應盡量把自己當成健康的人，早一點恢復正常作息、均衡飲食，注意運動和睡眠。

臺北榮民總醫院一般乳房外科主治醫師曾令民也表示，許多醫院提供癌友免費頭巾、消毒整理過的假髮借用等服務，各醫院也幾乎都有乳癌病友團體，定期舉辦講座，並可提供來自癌友的支持、鼓勵和分享，或一些私密經驗的交流，甚至癌友另一半的心理支持。

其他生活方面，榮總乳癌個案管理師連珮如則建議癌友，應謹慎地避開環境荷爾蒙，例如：個人及家用清潔劑，從洗髮精、沐浴乳、牙膏……，到各種廚房、浴室、洗衣、洗碗、拖地的清潔劑，都盡量選擇非環境荷爾蒙製成的天然產品。凡擦在身上、頭上的保養品，也應盡量避免。

此外，肥胖是相當不利的致（乳）癌因子，特別是BMI值超過25的婦女，建議一定要想辦法瘦下來。一項追蹤乳癌患者長達十年的研究發現，肥胖的婦女不但乳癌機率高，復發死亡機率更比BMI值正常者增加38%，遠處轉移機率更高達50%。「每增加BMI值1，復發機率就會增加0.7%，所以一定要養成運動習慣，保持良好體態。」

3-5

戰勝乳癌，如何避免癌細胞敗部復活？

好不容易結束乳癌治療，卻又開始擔心乳癌回頭反撲，乳癌不像感冒，症狀結束就代表痊癒。想要避免乳癌復發，該注意哪些事？

對許多乳癌患者而言，經歷化療、切除手術等歷程後，最擔心的就是乳癌會不會再度復發，有些患者甚至因此緊張到吃不下、睡不好，終日提心吊膽，害怕難纏的癌細胞再度坐大。

事實上，病友不用太過緊張，乳癌復發率「因人而異」，別的患者復發，不代表自己也會如此，而影響復發機率高低的重要關鍵在於患者本身的「乳癌罹患期別」。

復發與否與乳癌期別相關
免疫系統低較易趁虛而入

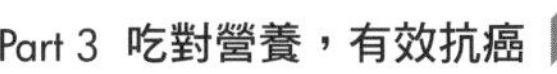
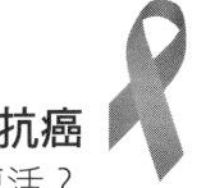

根據研究統計，乳癌患者在術後2～3年，約有15～20%的患者會再度復發，臺北市立聯合醫院和平婦幼院區乳房外科主任陳火木表示，若以期別來看，乳癌第一期患者，在10年內復發機率為10%；而乳癌第二期患者則會提升至15%；第三期患者則向上攀升至45～50%，換言之，復發機率的高低，與患者的乳癌期別息息相關。

臺北市立萬芳醫院乳房外科主治醫師蕭炳昆也提醒，患者在完成乳癌手術後的第3年、第7年及第10年是最易復發的「關鍵時間」。他強調：「癌症不像感冒，感冒好了代表身體已痊癒，但癌症患者則要注意二次復發的問題。」

癌細胞活動力的強弱與患者本身免疫系統有直接關係，患者體內的癌細胞可能在完成手術、接受化療等輔助療法時被壓抑下來，但後來因免疫力不佳而又出現復發情況。

所謂的乳癌復發又可分為「局部復發」與「遠端轉移（轉移復發）」，蕭炳昆醫師解釋，其復發存活率亦同樣和乳癌期別相關，以零期乳癌來說，幾乎有接近100%的5年存活率、第一期則降到95%、第二期約88%，第三期約65～70%、到了第四期遠端轉移時則可能不到30%。

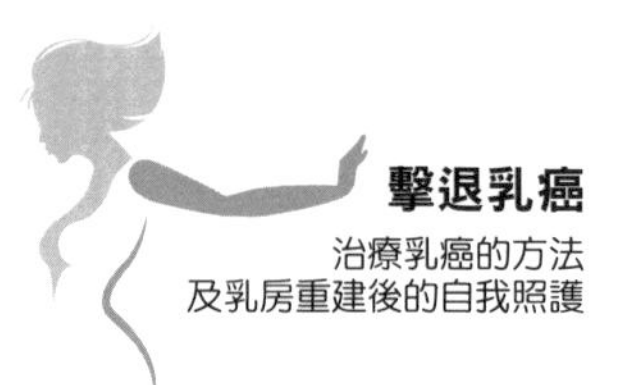

自我檢查＋定期複診
千萬不可偷懶省略

既然如此，患者該如何避免復發？蕭炳昆醫師表示，「乳房檢查」與「定期複診」是乳癌患者術後自我防護的不二法門。

建議乳癌患者，應每月定期自我檢查乳房一次，檢查重點區域包括胸部左右側、鎖骨與肋骨上下方、腋窩等部位；尤其是手術區域周遭的胸部表皮、傷口或疤痕底下附近區域，一旦檢查時發現乳房刀疤底下有某塊區域變得比較紅、或附近出現像綠豆、紅豆等豆子般的大小顆粒、或是摸到有乳房硬塊等相關徵兆時，就要趕緊前往醫院就診，請醫師進行更進一步的詳細檢查，才能防患於未然。

而不只自我檢查，「定期複診」亦不可少。蕭炳昆醫師提醒，乳癌患者在術後前2年應該每3個月就進行1次乳房超音波、肝臟超音波、胸部X光檢查；此外，還要每年進行1次乳房攝影檢查。在經過2年關鍵期後，則改為每半年進行1次乳房超音波、胸部X光等檢查。他強調，有些患者在完成手術

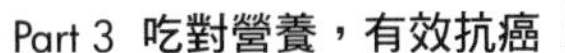
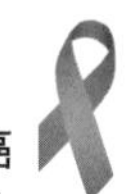

等療程後易卸下心防、忽略複診重要性，事實上，患者剛開完刀的初期，易出現腋下淋巴結腫脹的情況，這段時間更是需要定期複診的「重要關鍵期」。

對此，陳火木醫師表示，由於乳癌患者再次復發的機率比一般民眾罹患乳癌的機率來得高，因此術後檢查與定期追蹤格外重要，整體來說，患者在術後前5年必須每半年追蹤1次、後5年則是1年追蹤1次，才能藉此達到「早期偵測、早期治療」目的，為術後保健成效把關。

避免復發關鍵
正確紓解壓力、常保心情愉快

除了檢查和複診外，術後生活的日常保養也是預防乳癌復發的防護之道。陳火木醫師發現不少乳癌患者在二度復發前，生活中常面臨某個壓力很大的事件，例如親人驟逝、失業、離婚等，這些突發事件會導致患者本身的免疫系統降低，因而提高復發機率。

由於復發機率與免疫力高低相關，因此患者如何讓自己

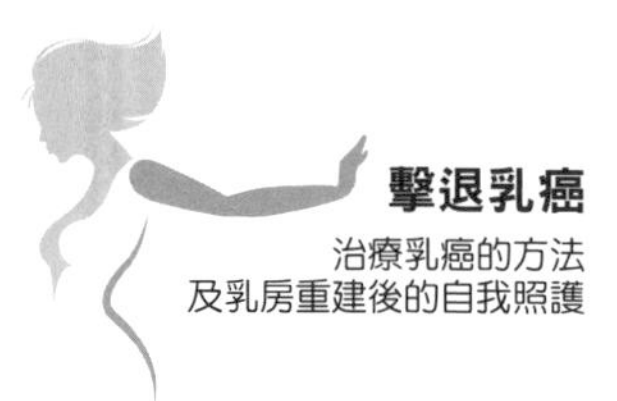

的生活起居正常、適當運動、保持心情愉快、做好情緒管控亦是箇中關鍵。

術後運動復健不可少 但要等傷口癒合再開始

如果原本有運動習慣的患者，如慢跑、瑜伽、氣功，臺灣乳房醫學會祕書長及臺北榮民總醫院乳房醫學中心主任曾令民建議，可在化療期間慢慢恢復，但如果是游泳，有傷口不宜下水，傷口好了也要注意池水是否乾淨、水溫最好接近體溫，並注意保暖，若以往喜歡做SPA，則最好化療結束後、或術後傷口癒合後再考慮。

和信治癌中心醫院一般外科資深主治醫師余本隆也提醒，「原本不運動的人，不要急於一時去游泳爬山，可以等傷口好了，病情穩定了，再慢慢展開。」如果手術包括淋巴清除，屬於易淋巴水腫的人，不適合練甩手功，因為甩手時易促進血液循環，等於是在提重物，易引發水腫。

陳火木醫師表示，多數乳癌患者術後遇到的最大後遺症

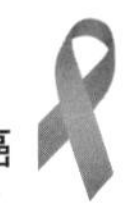

是淋巴水腫問題，有些人腋下皮膚會出現增厚、纖維化等現象，對生活造成不便，因此日常復健也就十分重要。

過去傳統治療觀念認為，上肢的激烈運動會導致乳癌患者出現淋巴水腫情況，因而許多人術後不敢再進行自己喜歡的運動。事實上，最新醫學研究顯示，**只要傷口癒合，患者從事上肢運動，不僅不會提高淋巴水腫的出現機率，還能藉此增加肌耐力、減輕水腫情況**，讓患者在術後也能像過去一樣，保有良好生活品質，體會運動帶來的快樂與滿足感。

一般而言，乳癌患者在手術完成後3個月，傷口慢慢癒合穩定後，就可以逐漸開始運動。陳火木醫師說，運動量與運動時間並沒有一定的標準，患者可依自身體力與恢復狀態來量力而為，若體能許可，可以進行1周3次、1次持續30分鐘的緩和運動，藉此來活動手臂，不但可提升手臂肌力，亦能讓肢體關節更靈活。為此，和平婦幼院區也發起划龍舟與擊太鼓運動，號召乳癌病友組隊共襄盛舉，長期推動下來，對於強化病友體力、肌力都有不少助益。

此外，陳火木建議乳癌患者，術後傷口癒合後還可做毛巾操、以及將手臂患側往後舉的梳頭動作，藉此活絡上肢手臂。另外像是游泳、瑜伽、韻律操、打羽球、跑步等運動亦是不錯的復健方式，但要避免運動傷害。

避免患側手臂泡湯
當心小傷口引發感染

另外患者泡湯時，也要避免將患側的整支手臂泡到溫泉裡，以免因高溫而影響乳房組織；同時也要小心預防皮膚出現傷口，因為手術切除淋巴者，對細菌的抵抗力較低，若出現傷口，要特別小心避免細菌感染而引起蜂窩性組織炎。

當然，除了定期運動，怎麼吃也是術後保養的重點之一。有些患者會詢問醫師是否有「乳癌食譜」，不過，在蕭炳昆醫師看來，最佳的原則是「飲食均衡」，患者除了要戒菸、戒酒、戒不良習慣外，日常飲食可多攝取富含維生素A、C、E與胡蘿蔔素的食物，像是十字花科的花椰菜等，另外也要避免食用單方的大豆異黃酮萃取物，以免雌激素不當升高、刺激乳房。他表示，只要維持正常作息與良好術後保養，即使是乳癌術後患者，也能享有自在生活。

（採訪整理／張文華）

Part 4

心理調適，走出低谷

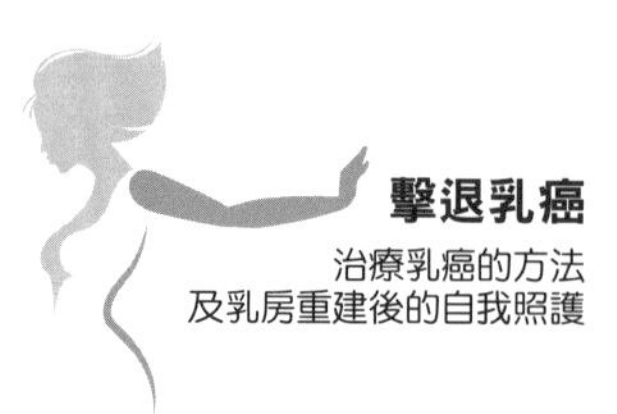

4-1

得了乳癌，婚姻該如何走下去？

先生在大陸經商的智美，好不容易在結婚十年後盼來了女兒，沒想孩子才剛滿二歲，智美就罹患了乳癌。這幾年和先生離久情疏，智美心知肚明，一旦先生知道她沒了乳房，一定會和她離婚。想到可能變成棄婦，還沒辦法陪女兒長大，智美每日以淚洗面。沒想到小姑打電話給先生後，先生和合夥人商量，立刻打包回臺灣，不但治療過程全部陪在智美身邊，兩人感情還更勝婚前。兩年後，智美在醫生鼓勵下，又懷了第二胎……

乳癌病友團體中，的確有不少案例是在治療過程中，先生因為外遇或其他原因而選擇求去，但也有不少先生有情有義，從頭陪到尾，不喊苦、不嫌累，心甘情願供太太使喚。

西洋電影中，偶爾也會看到一些乳癌痊癒後的婦女，同樣享有愉悅的性生活及家庭生活，但東西文化差異大，不少東方婦女因為要身兼為人妻、為人母、為人媳……等眾多角色，心情上經常諸事煩心、鬱結難解，加上病後身形改變，自信不再，多少會排斥親密行為。

臺北榮民總醫院乳房醫學中心主任曾令民說，性生活是病人的隱私，如果病人不說，醫師多半不會觸及，但據他觀察每年三百多名乳癌者，發現東方婦女大多保守，乳房重建的比例僅一成，而且多半屬年輕、單身、未婚族群，一般已婚生子或單身抱定不婚的婦女，很少會進行乳房重建。

之所以如此，一方面是因為乳房重建所費不貲，但更大的理由是，很多中年、熟年夫妻病後就自然而然減少或停止性生活。

「夫妻感情好，對抗病絕對有幫助。」曾令民醫師說，抗癌用藥對性生活的品質多少有影響，但絕非夫妻不能性生活的主因。

沒了乳房
還能有性生活嗎？

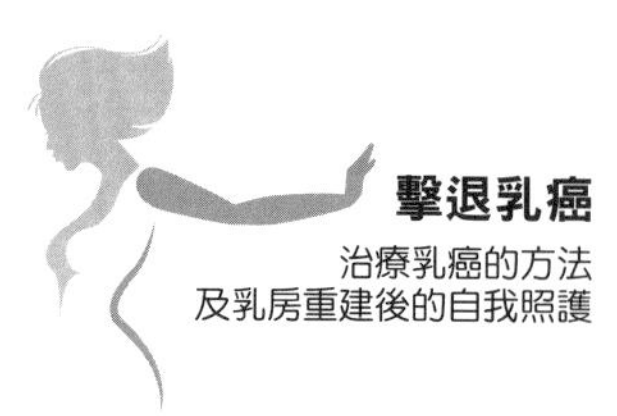

一般說來，某些藥劑會減少荷爾蒙的分泌，因此女性在治療期間月經可能變得不規則、或完全停止；有些女性患者則會暫時出現類似更年期的症狀：如臉潮紅、灼熱感，及陰道乾澀感等，建議可使用一些水溶性陰道潤滑劑來改善。

和信治癌中心醫院一般外科醫師余本隆觀察，開刀時，大約有八、九成先生會陪著太太來，過兩年後只剩一半會陪著太太來檢查，隔了五年後，只剩五分之一會陪，但如果太太提出要求，大多數的先生還是願意請假陪太太。至於未婚的罹癌者，除非婆家強烈阻止，否則結婚生子大有人在。

「由此觀之，現代人自主性高，除非男女雙方已不相愛，否則並不會因太太罹患乳癌而分開，即便是婆婆抱怨、擔心媳婦可能無法傳宗接代，年輕夫妻也很少因此選擇離婚。」余本隆醫師認為，先生會跑掉的，很可能是原本婚姻就有問題，不見得是太太得乳癌的關係。「經過疾病的打擊，往往患難見真情，夫妻間更懂得互相體諒、互相照顧，產生另一種相扶相持的革命情感。」

但談到「性生活」，余本隆醫師就不是那麼樂觀了。當手術傷口癒合，理論上就可以恢復性生活，而性生活也不會

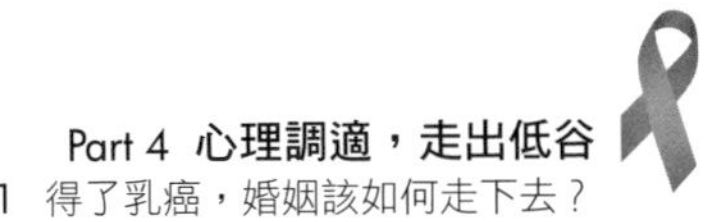

導致乳癌復發，所以醫生多半會鼓勵婦女治療完後儘量把自己當「正常人」，不要自憐自歎，更不要覺得自己「不再是女人」。但不可否認的，很多先生可能無法認同這一點，所以夫妻間應該多溝通，重新找回對彼此的熱情。

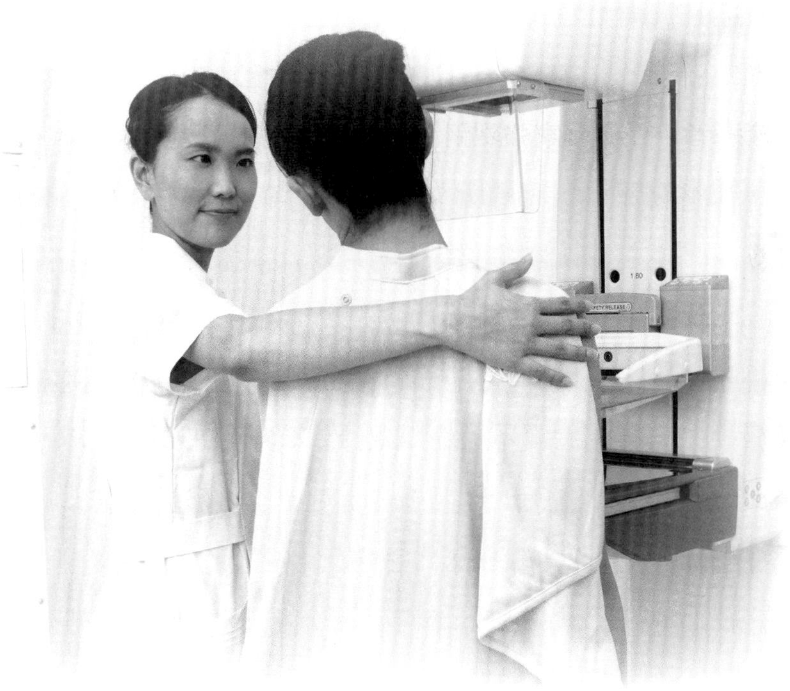

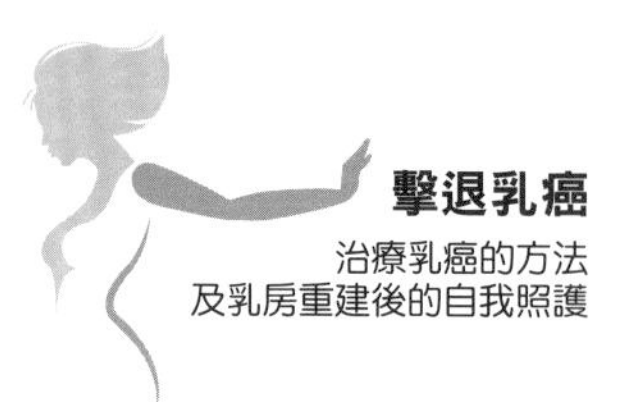

只要夫妻雙方達成共識
不重建乳房亦可

至於乳房重建是否必要，余本隆曾在美國哈佛大學研修乳癌新知，發現美國東岸的婦女不像加州有那麼高的整形風氣，即便全乳切除的婦女也只有20%會進一步接受乳房重建手術。「其實心態正常才是最重要的，否則就算重建，它還是和原來的不一樣，同樣會覺得假假、怪怪的。」只要夫妻都能接受，不重建也無所謂，頂多只是穿衣服要加水袋、矽膠，較不方便而已。

中部地區病友團體開懷協會志工汪淑華，退休前是高中國文老師，常有病友向她哭訴先生有小三，悲嘆自己短命、小孩還小，將來先生再娶，孩子勢必交給後母養……汪淑華總會提醒病友，不論先生跑掉或吵著要離婚，別忘了「唯有命才是自己的！」所以覺得痛苦時就出來參加開懷講座，調整身心靈，認真活好每一天，讓自己浴火重生。

汪淑華在教書的前二十年，重心都放在教書和學生身上，獲知罹癌的當下，第一個念頭不是「我該怎麼辦？」而是「我的學生怎麼辦？」回到家，她一向把寵物兔寶寶看得比一切都重要，再忙再累都要和寵物兔玩上半天。但一場大病後，汪淑華藉由心理遊戲，剝洋蔥般層層剖析，才終於知道，原來兔子、工作、財產、朋友、兒子……皆可捨，這世上，最不能捨也最不該捨的，第一重要的是照顧好自己，第二重要的就是愛老公。所以儘管之後吃藥抗癌，身形變胖，一度令她沮喪，但她仍不斷鼓勵自己：先救命，再求美，同時對老公好一點！

所以當同為老師、也是畫家的另一半，在她罹癌後主動調整課程，配合太太看醫生的時間，每天四點一下課，就當太太的專屬司機，開一個多小時的車，把太太從中興新村送至臺中醫院進行放療。那段過程中，汪淑華不能綁安全帶，只能坐後座；半夜常常痛醒，先生也會跟著醒來，主動幫太太按摩胸前痛處，讓她再度舒服沉睡。

或許因為有先生一直陪在身旁，把太太照顧得無微不至，汪淑華不但沒有慘白病容和邋遢萎頓，反而時時光彩耀人，很快就重拾信心。「過去我是完美主義、事必躬親，但病後，家裡髒一點亂一點又何妨，先生家事雖然做不好，但

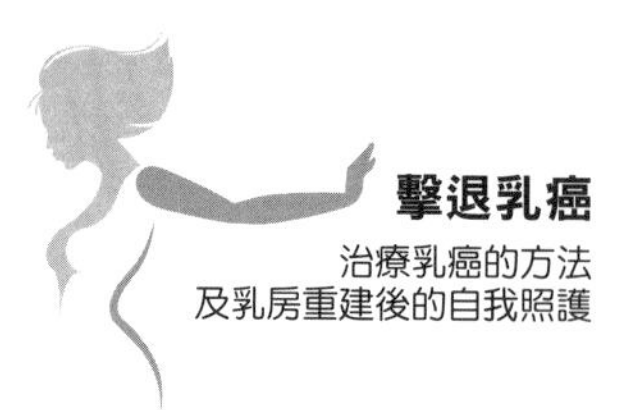

他肯做，我就應該很慶幸了。」

汪淑華不否認，自己脾氣急、講話大聲又心直口快，先生過去常被她搶白的無言以對，但病後她感念先生不變的情義，說話不再得寸進尺，反而懂得耐著性子聽先生解釋原因，甚至還會稱讚先生，兩個人在婚姻之路上都成長許多。「家裡有幼齡孩子的，則要注意孩子的心理恐慌，不要強迫孩子一下子變懂事堅強，還要多開口請親人幫忙，以免孩子作息大亂，功課跟不上，打亂全家人的腳步。」

乳癌患者另一半壓力大
夫妻攜手抗癌，婚姻反而更甜蜜

臺北榮民總醫院個案管理師連珮如表示，全臺北中南東三十多個乳癌病友協會，辦活動都歡迎另一半參加，原因無他——唯有患者及照顧者心理都健康，對病情才最有幫助。「臨床上有不少案例，反而是因為太太生病，全家氣氛才跟著變好的。」連珮如說，面對疾病，會讓人更加體會親情的重要，也會更珍惜彼此。

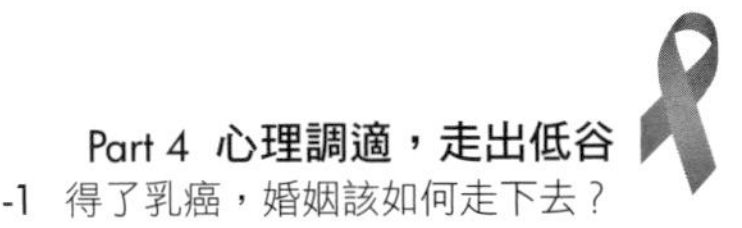

不過，也看到有些先生自責之餘，對太太百依百順，反而把太太寵壞了。因此，余本隆醫師常勸病人理性多一點，不要殃及無辜：「沒有人能證實乳癌是被先生氣出來的，或是因年輕時一起打拚，扛太多壓力造成的，所以不要再說是被先生『害』的了。」

「想想，生病的女人大家都會主動關心，但患者的先生有誰會關心？」面對病患的另一半，病友團體志工汪淑華認為，沒病的比生病的更可憐！所以當她看到很多姐妹對病友有說有笑，看到先生就臭臉開罵，總會勸她們不要太驕縱，對丈夫好一點，孩子大了有自己的天空，老伴還是最重要的。開懷協會也經常鼓勵先生向外求助，不要只是苦在心裡，因為這對丈夫並不公平。

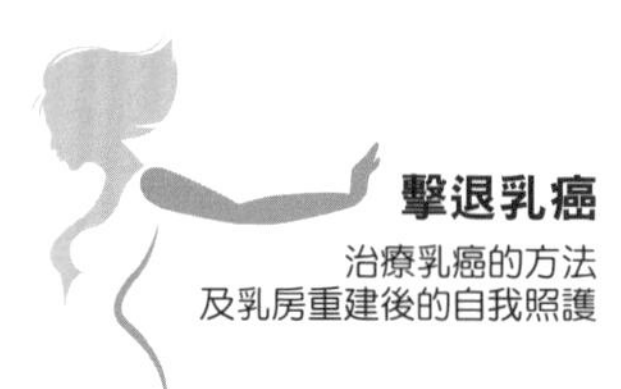

當乳癌治療結束，我還能懷孕嗎？

不少年輕的乳癌患者都很擔心，深怕治療乳癌會終身不孕，到底乳癌治療結束後，還能不能懷孕生子？臺北榮民總醫院乳房醫學中心主任曾令民說，施打或服用抗癌藥物而出現不孕症及胎兒畸形等副作用的可能性不是沒有，所以能否懷孕，每個CASE都不同，很難說鼓勵或不鼓勵，建議不妨先和醫師商量。

和信治癌中心醫院一般外科資深主治醫師余本隆則表示，懷孕本身並不會增加乳癌的復發率，但如果懷孕後復發了，究竟該救媽媽還是救孩子呢？因為治療的限制很多，多半會選擇中止懷孕。一般來說，乳癌復發最常發生在前兩三年，所以應盡量選擇兩年以後再懷孕。「五年當然更好，但生理有其極限，青春不等人，很多女性往往選擇勇敢一試，最後也都如願以償。」

（採訪整理／張慧心）

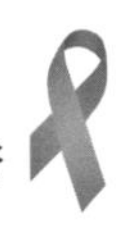

4-2

親友不幸得乳癌，關心的話怎麼說？

當親友不幸患上乳癌，經歷生命低落、焦慮之際，「不要再哭了！」、「怎麼會生病？」這些脫口而出的安慰話，卻可能成為刺傷他們的地雷。

從觸摸到乳房硬塊的瞬間，乳房患者從此進入載浮載沉的情緒之中，隨時會出現對上天試煉的不滿、對生命不確定感的恐慌、對治療病程的焦慮不安，連旁人的關心之語，都可能成為他們心情沮喪的因素之一。身為親密家人及閨房好友該如何做，才能讓親友接受罹癌事實，走出心裡陰霾，積極展開抗癌療程？

設身處地同理關心
勿在傷口灑鹽

乳癌病友協會祕書長林葳婕以過來人身分衷心建議，照顧乳癌患者的首要任務是建立同理心。畢竟乳房對一個女人來說，不單單是一個器官，是集女人性感、為人妻、為人母的社會表徵，罹患乳癌後，有感乳房象徵意義盡失，進而牽動微妙情緒，常會低落到不能自已。

馬偕紀念醫院精神科臨床心理師詹美玉表示，乳癌病患同時面臨死亡威脅及身形破壞兩種衝擊，所承受的焦慮、憂鬱等負面情緒相對沉重。

美國死亡學研究開拓者庫伯勒．羅斯醫生（Elizabeth Kubler-Ross）在《論死亡與臨終》著作中，提出負面情緒的5種歷程。

第1階段》否認及孤離

怎麼可能是我，一定是醫師檢查錯了。

第2階段》憤怒

確定罹癌事實後，開始抱怨、憤怒，怪自己沒有好好照顧自己、怪先生沒有及早發現。

第3階段》討價還價

怪上天太不公平，出現討價還價的難受情緒。

第4階段》沮喪

心裡無法得到平衡時，陷入無法收拾的沮喪地步。

第5階段》接受

最後在無可奈何之下，接受生病事實，進行治療。

詹美玉心理師解釋，乳癌患者一樣會經歷這5種情緒，但不會依序而來，而是反覆起落的過程。林葳婕祕書長表示，身為家屬或朋友，如果能夠設身處地了解患者治病歷程、內在的想法及情緒，就比較能夠將心比心接受她們波濤洶湧的情緒，所說的任何一句話或一個動作都秉持謹慎再三，不任意脫口而出的原則，就能避免在傷口上撒鹽後情緒潰堤。

面對病痛不舒服
試著換方式安慰

乳癌患者正與病魔對抗，治療期間又很長，許多情況與生病前不同，有些話以前這樣說，不代表現在可以如法炮製，如果不會說，說得不夠中聽，詹美玉心理師建議就不要說，至少不會出現無法彌補的狀況。以下針對幾種乳癌病友常見的情緒困擾，提出建議：

1. 鼓勵進食的話語

乳癌患者在接受化學治療後，食慾通常會變差，治療期間常因藥物副作用，吃不下東西，該如何勸他們進食呢？

X不該說的話 千萬不能因她們吃得很少或不想吃，就脫口而出：「要多吃啊！不吃就沒有體力。」、「不吃很可惜，妳看真的好浪費！」因為他們不是不想吃，而是不舒服、影響了食慾，才食不下嚥。

○建議這樣說 建議根據患者的進食狀況，適時給予肯定，例如：「今天食慾比較好，要不要再多吃兩口？」、「沒關係，吃不下，不要勉強，想吃的時候再多吃一點。」

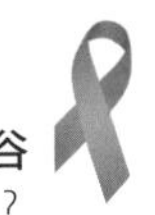

2. 探病的問候

乳癌患者是一個生病的人，除了要和癌細胞對抗，治療期間還要忍受藥物產生的副作用。在探視罹患乳癌的親友時，該注意什麼？

X 不該說的話 前來探病的親朋好友，不能因為太過關心或心疼，就直問：「妳怎麼會生病？是怎麼得到的？」這是她也想知道，卻沒有答案的問話，你一直問，她難以交出答案，心裡會備感難過。另外，也可能讓她覺得自己犯了什麼錯，才會罹癌。

○建議這樣說 通常來探病的一定是親密摯友，不要一直探聽為什麼生病，可以關心地詢問：「最近感覺怎麼樣？」這會讓患者覺得貼心，而願意順著這句關心，表達想說的話。

3. 患者哭泣時的安撫

乳癌患者在被宣判罹癌後，常會擔心生活的安排、家庭的安頓，面對無常，會莫名的沮喪、落淚。對於她們的哭泣，至親之人常會不知所措。

X不該說的話 有些先生看到罹癌的太太哭泣，很不喜歡，家人生病已經很悶了，沒事還哭，常會不高興地說：「哭火大（臺語發音），愈哭愈衰，不要再哭了。」這是一句很不體貼的話，會讓生病的太太情緒更低落。

○建議這樣說 若發現乳癌患者正在傷心，應該詢問：「妳怎麼了？」也可以拍著她的背或握著她的手說，由於這是一句開放式問話，會導引她說出內心話。

（採訪整理／梁雲芳）

4-3 另一半如何用愛陪伴，一起走出生命低潮？

當最親密的另一半得了乳癌，該如何面對？檢查、化療、手術、復健，抗癌像是一場沒有終點的馬拉松，伴侶間該如何扶持，才能一同走過，香格里拉俱樂部會長陳明德以親身經驗談陪伴。（註：香格里拉俱樂部的「香格里拉」，是由臺語「誰叫你來？」發音而來，當初幾位乳癌患者參與「乳癌病友協會」的活動，老公都會陪同參與，經常見面總會聊天，常會隨口問說：「誰叫你來？」未料，這句見面語便成了很有意義的「香格里拉」夫妻親密工作坊，直接附屬於中華民國乳癌病友協會。參與者不是只有乳癌患者，還有他們的另一半，以男性過來人的角度，為其他乳癌患者的夫妻解答疑惑。）

當罹癌事實如殞石一般打向夫妻兩人，從面對到接受，整個過程無論是對罹癌者本人或照顧者而言，都是一大考驗。目前擔任香格里拉俱樂部會長的陳明德，妻子葉明秀是在洗澡時觸摸到乳房有硬塊，並請他確定是否如此，他觸摸後也感覺有異，隨後陪妻子到醫院進行超音波、X光攝影及切片檢查，確診為乳癌。三個星期之後，妻子接受乳房全切手術。

從觸摸到硬塊，到檢查確定這段歷程，葉明秀心情一直很低落，感覺整個世界變天了，怎麼會是自己得到乳癌？面對還有多久可以活，沒有把握，又擔心治療過程的痛楚，所

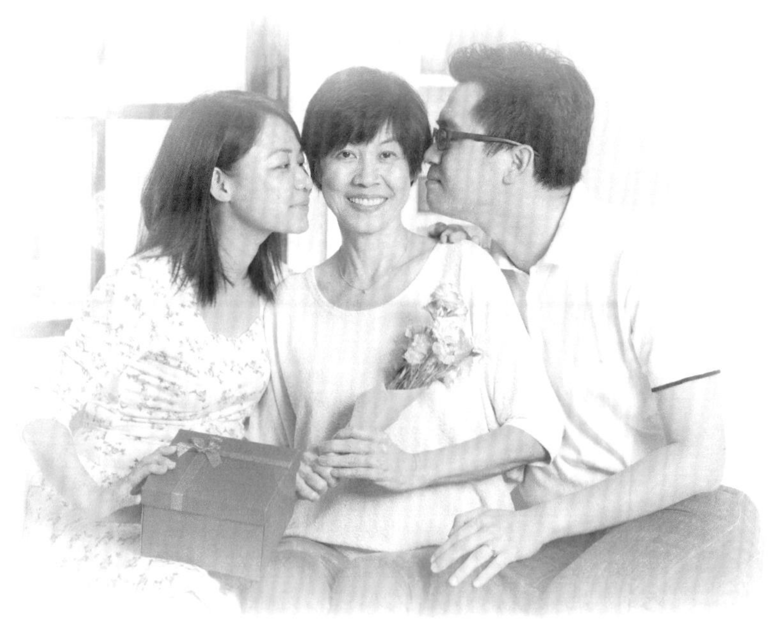

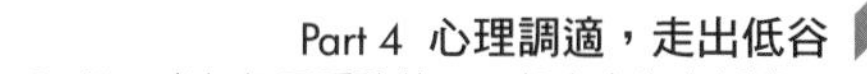
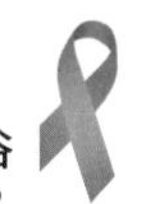

以她交待陳明德不可讓娘家人、朋友知道自己生病。儘管丈夫不斷好言相勸，但葉明秀任何一句話都聽不進去，連續哭了三天，哭得陳明德很心疼。後來陳明德想了幾個方法，終於幫助妻子走出沮喪、找到面對的力量。

1 通知家人給與支持

陳明德知道再不安撫，情緒會失控，他知道妻子與妹妹感情好，於是通知葉明秀的妹妹前來陪伴，姐妹倆抱頭痛哭，情感宣洩之後，壓力得到釋放。在親情支持下，妻子接受了罹癌事實，開始為抗癌作準備。

2 治療期間全程陪伴

治療很漫長，從手術、化療到身心調適，陳明德全程陪伴，開車送她到醫院治療，幫她洗澡、傷口換藥。葉明秀看到自己全切的手術部位，覺得自己是殘障者，不像一個人，陳明德反而勸妻子，殘障者一樣會受人尊重，還告訴她，夫妻的愛與責任是一輩子的事，不能，也不會因此有所改變。

3 鼓勵太太參加輔導

治療期間，葉明秀接觸到癌友志工的輔導，陳明德鼓勵她多多參加，一樣是專車接送。

抗癌期間很長，需要的是耐心陪伴、協助與傾聽，陳明德說自己只是盡力做，讓妻子有勇氣接受抗癌治療。治療結束後，他們倆更是攜手擔任乳癌病友協會及香格里拉俱樂部的志工，透過團體力量相互解惑、相互加油。

（採訪整理／梁雲芳）

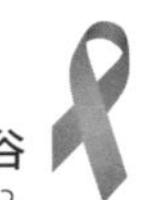

4-4

如何幫助得到乳癌的家人克服恐懼，接受治療？

乳癌患者在確診後必須經歷一連串心理過程，常對生命、對治療失去信心，甚至不願面對罹癌事實，究竟照顧者該如何陪他們走過這一段？

面對乳癌患者時，親友常不知道該如何安慰或給予建議。專家提醒，若不知道怎麼安慰就不要說，若要說，應該說到重點，說得恰如其分。以下透過案例，讓馬偕醫院精神科臨床心理師詹美玉及乳癌病友協會祕書長林葳婕告訴你該怎麼鼓勵及陪伴患者。

Case1》朋友罹患乳癌，但不願意接受治療，我該怎麼辦？

玉英的手帕交愛咪發現罹患乳癌第三期，因為愛咪的

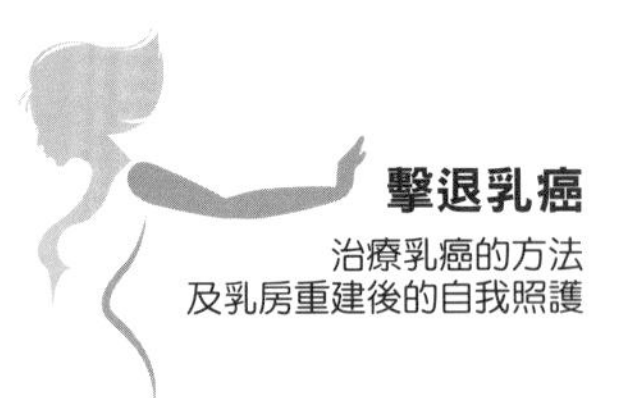

先生害怕去治療後可能要割除乳房而反對治療，愛咪因此對治療一拖再拖。玉英該如何勸導愛咪盡快就診？又該如何對愛咪的先生進行勸說？

專家解析》愛咪願意將罹癌實情說給玉英聽，表示兩個人交情不錯，專家建議玉英可以這樣做。

1. 學會蒐集相關資訊：

玉英在勸說之前，應該要先行查閱相關資料或與乳癌相關單位、乳癌病友協會諮詢目前乳癌的治療方式，畢竟醫學日新月異，治療方式也會跟著進步，不會只有割除乳房一途。

2. 確定害怕的內容：

是愛咪害怕，還是愛咪的先生擔心，或者兩人對未來的治療感到不確定，他們擔心的內容是什麼？是手術風險、未來治癒的可能性、還是夫妻之間的感情變化，必須先釐清清楚。

3. 再針對害怕進行說明：

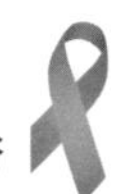

若是愛咪害怕，就要確定愛咪真正不安的原因，再來進行化解，真的擔心會割除乳癌，就要跟她說明目前的治療趨勢已經不像以前，方式有不切除、半切除、全切除、義乳、重建等多元作法，而且愈早治療，效果會愈好。

若愛咪擔心失去乳房，會影響未來夫妻情感，玉英可以提供病友協會的資訊，或者代為安排諮詢時間，並陪同前往。

若是先生害怕，先要了解先生擔心的原因，再進行說服。若是擔心治療方式，玉英可以協助愛咪到「台灣乳癌防治基金會」、「中華民國乳癌病友協會」網站搜尋相關乳癌治療資訊，或是幫愛咪購買相關書籍給愛咪先生閱讀，畢竟擔心常是不了解所引起，若能事先蒐集相關治療訊息，就可以消除大部份的不確定性。

若先生擔心未來照顧及夫妻感情之事，玉英可以建議愛咪向醫院心理師或乳癌病友協會提出諮詢協助，畢竟心理師是專業人士，而病友協會的會員均為乳癌患者，可以提供既具體，又貼切的協助，讓剛確診的患者及另一半可以先一步進行了解。

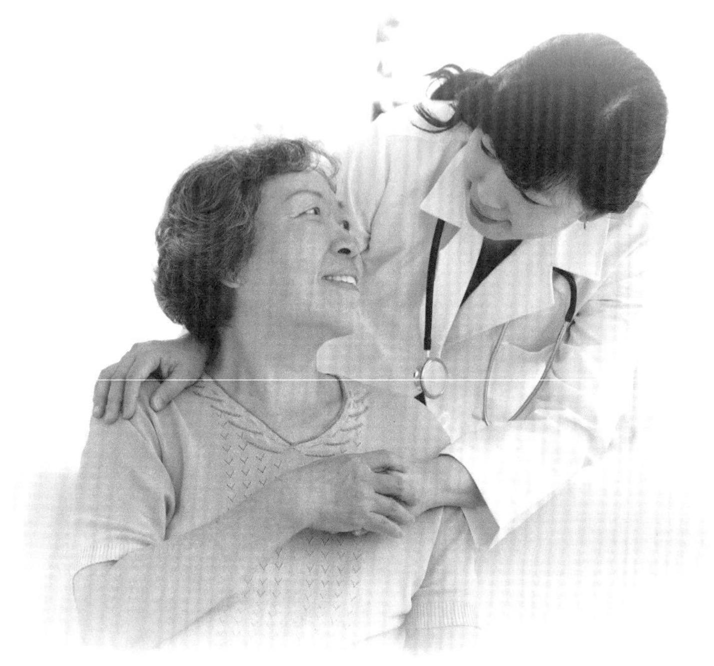

Case2》媽媽對乳癌病情毫無信心，身為照顧者該如何安慰她、同時堅定自己？

依玲的媽媽罹患乳癌第二期，接受化療的同時，每日哀聲嘆氣擔心自己無法治癒。

身為女兒的依玲要如何安撫媽媽的心？照顧者壓力不比患者少，依玲自己又該如何心理建設？

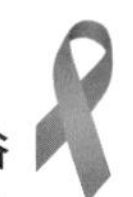

專家解析》當病人進入化療期間，藥物所產生的副作用，通常會讓病患很不舒服，連帶著對生命出現不確定感，不知道未來會不會好，唉聲嘆氣是常有的事。此時，建議家屬可以透過下列方法，幫助患者走出憂鬱陰霾。

1. 不要被唉聲嘆氣絆住：

由於家屬不能協助媽媽降低身體上的不舒服，所以依玲不要過份在乎媽媽的唉聲嘆氣，重點要放在盡心遵照醫護人員的囑咐，給予最適切的照顧。

2. 協助媽媽轉換情緒：

依玲這時候要做的事情是幫助媽媽轉換情緒，將她從太在乎身體疼痛、噁心、嘔吐、沮喪的苦惱中，轉換成她想做的事情，例如：播她愛看的電視、電影、愛聽的歌曲，或者愛看的女兒、兒子照片，只要是能夠轉移她情緒的事情，絕對不要吝嗇。

依玲可以協助媽媽製作一張「做哪些事情能夠快樂」的清單，請她想一想哪些事情會讓她快樂，慢慢填上去。例

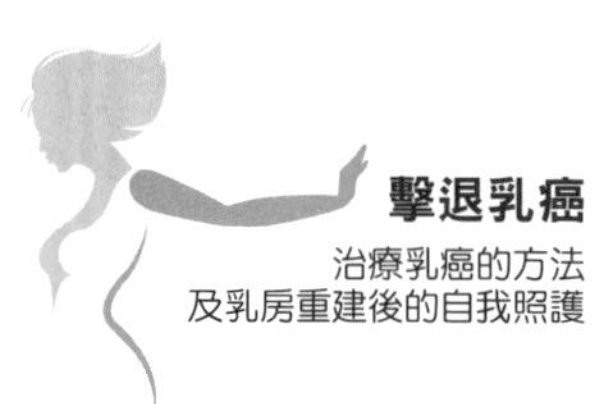

如：喜歡聽哪些人的哪幾首歌？喜歡喝哪一家的哪幾種口味的咖啡？喜歡吃哪一家店的麵包？喜歡看哪一種影片？喜歡去哪裡泡湯？喜歡用哪一牌洗髮精？喜歡去哪裡逛街？

一方面可以藉由尋找快樂的事情，暫時轉換不舒服的情緒，另外一方面也可以在媽媽最不舒服的時候，快速協助媽媽找到一件快樂的事情，轉換心情。

3. 照顧者一樣要列快樂清單：

依玲是照顧者，心情難免會受到病患影響，情緒起伏不定，建議也要詳列屬於自己的快樂清單，遇到解不開的情緒時，找一件讓自己快樂的事轉換情緒。

Case3》當伴侶得了乳癌，卻害怕面對實情與治療，該如何勸說？

瓊玉得了乳癌第二期，但因為怕給家人帶來困擾，加上自己也害怕面對，所以遲遲不願接受治療，直到老公不小心看到報告，才發現老婆的病情。老公該如何勸說瓊玉？面對家人朋友害怕接受治療，有哪些鼓勵的話可以勸

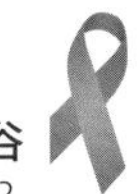

說？

專家解析》瓊玉不願意接受治療一定有她擔心的地方，老公應該先敞開心胸與瓊玉溝通。由於乳房是女人的象徵，瓊玉可能會出現心結，擔心自己已經不是女人了，老公還會愛我嗎？親密關係改變，婚姻還能繼續維持嗎？建議夫妻坦承面對彼此，充分溝通，把心裡想法說出來，才不會讓關係因為癌症而變得生疏。

1. 老公應敞開心胸與老婆溝通：

瓊玉遲遲不肯接受治療，一定會延誤病情，而主動出擊絕對比被動等待好，所以瓊玉老公應儘速溝通，才能有效了解瓊玉的心結為何？

2. 雙方充分溝通：

夫妻之間的親密關係需要充分溝通及理解，瓊玉應該將自己的擔心讓老公了解，而老公也應該適時給予照顧及呵護的承諾。當然最重要的是，老公一定要力勸瓊玉儘速接受治療，畢竟愈早治療，痊癒機會愈大。

3. 向男性組成的病友團體諮詢：

許多老公在得知老婆罹患乳癌之後，常會不知所措，也不了解如何安慰，可以向「中華民國乳癌病友協會」的「香格里拉俱樂部」求教，這是乳癌患者夫妻組成的團體，可以站在同理心角度，給予夫妻真誠協助。

（採訪整理／梁雲芳）

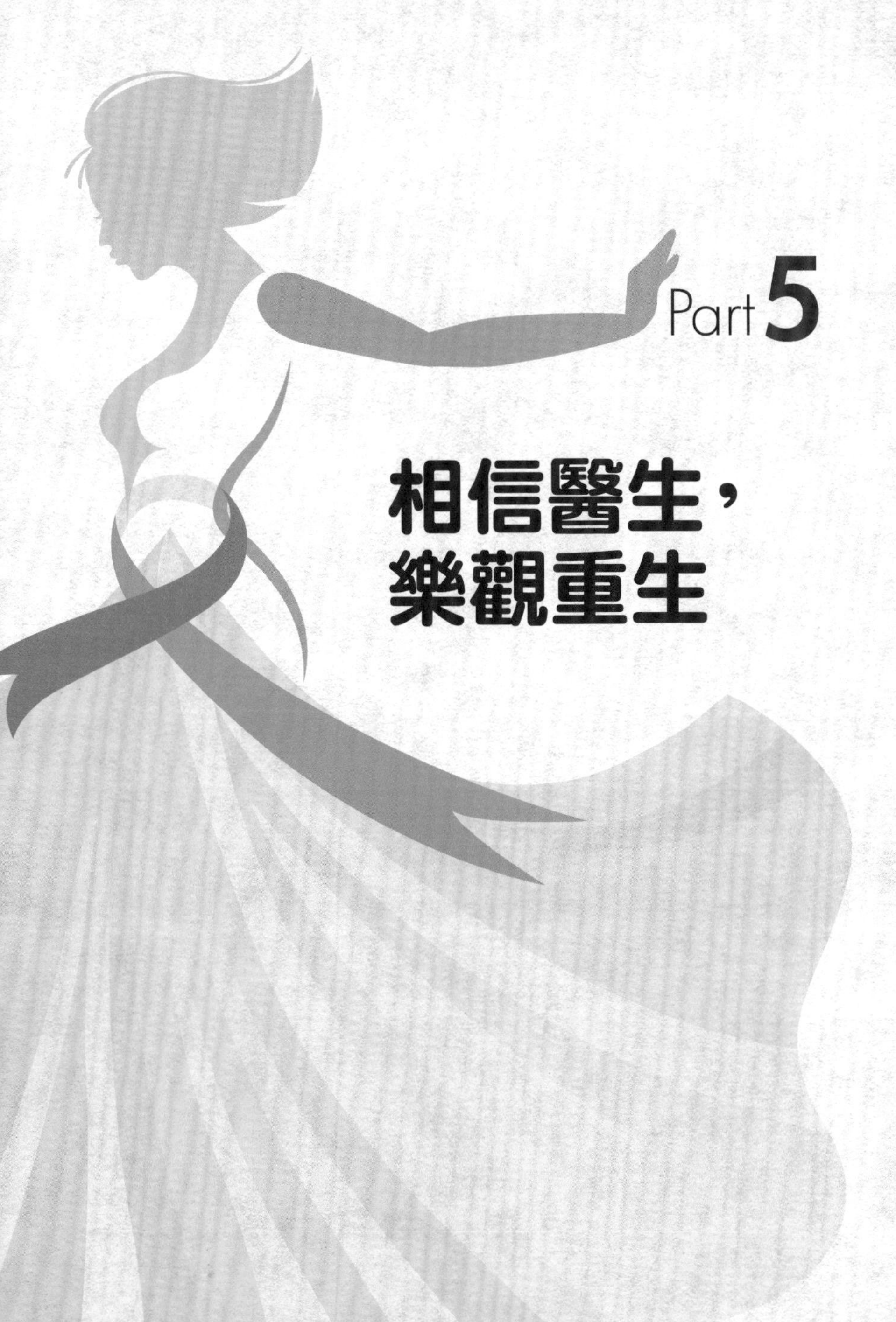

Part 5

相信醫生，樂觀重生

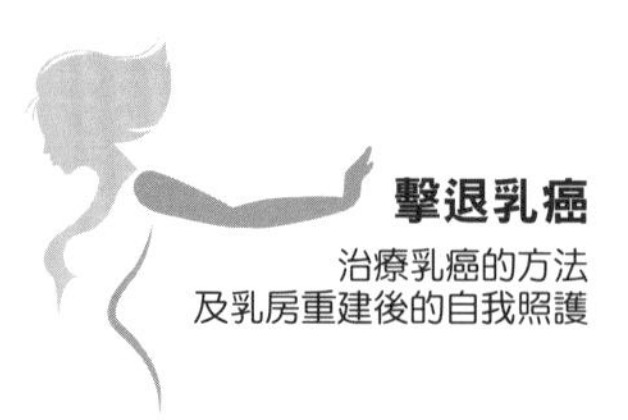

5-1

美食家梁瓊白：不要自己當醫生，拒絕藥草或神奇療法

2014年，剛從乳癌患者五年後續觀察期健康畢業的美食家梁瓊白，病後最大的領悟就是以前覺得人生中事業最重要，如今明白：人生最重要的是健康、平安。「全家人平安健康，就是人生最幸福的事！」

梁瓊白罹病時剛滿60歲，當時只有一個念頭：「我必須活下去！」畢竟，事情不會因為害怕、沮喪、憤怒而不存在，只能勇敢面對。此外，責任心強的她，想到還有一堆未安排妥當的事業、工作及家人，如果自己倒下去，結果將變得很慘，所以鼓舞自己要健康活下去。

話雖如此，動完手術後化療的7個月，可說是梁瓊白人生最低潮、最悲慘的一段過程。當時精神和身體的雙重痛苦，

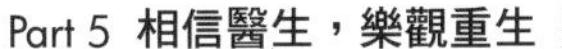

難以承受到被她形容是「人生最大的懲罰和磨鍊」。好在強烈的求生意志讓她轉念：「如果這是我必須承受的，就接受它、承擔它。」

病人也有吃美食的權利
養好身體才能對抗疾病

復原期間，雖然胃口奇差什麼都吃不下，但為了讓自己有體力對抗癌症，她還是把握胃口稍微好一點時，努力加餐飯。例如3周進行1次化療，剛化療完第一周，吃什麼吐什麼，第二周勉強吃一點，第3周終於可以吃了，趕快藉機補充，想吃什麼就吃什麼，除了生冷、油炸、煙燻、不健康的食物完全不碰外，肉魚不禁，能開胃的辣泡菜也照吃，所以每餐都能吃上一大碗飯。

「病人也有吃美食的權利，養好身體才能對抗疾病！」梁瓊白坦言，化療期間她努力想出各種吃得好、吃得營養，還很容易料理的開胃菜，幫助自己及病友度過難熬的治療過程。她將心得出版成兩本書，還得到衛生福利部推薦為優良

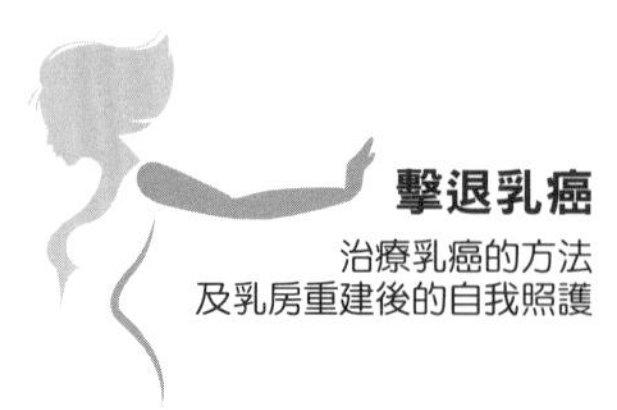

讀物。

平日不喜歡吃藥的梁瓊白認為，「藥補不如食補」，病人如果連食慾都沒有，再多補品也吃不下去。「美食可以安撫疾病帶來的痛苦與不適，是對病人最愉悅的養生方式。」梁瓊白表示，食療最好善用天然食材來滋養身體，她不迷信「有機」商品，蔬菜只吃當季、當地、不隔夜的新鮮食材，不碰質感不佳的食材，也絕不把剩菜剩飯往肚子裡倒，努力療癒細胞，增強體力。

病後，她一改以往的飲食內容，每天早上1杯不濾渣的當季水果汁，其他食物一定燙煮過才吃。其中每餐蔬菜至少占五成，海鮮占三成，肉類一成多，水果想吃就吃，再加上一些米飯，讓營養留住，身體零負擔。

「調理方式是蒸、煮、燙，但還是有很多可口的食物可以吃。」梁瓊白坦言，自己很喜歡吃肉邊菜或以高湯炒菜，味道很鮮美；有時會請家人去買美食節目介紹的炒河粉、滷豬腳，或吃兩口親友送來的手作蔥油餅，但頂多吃兩口就適可而止。

梁瓊白認為，與其迷信偏方補藥，不如相信醫生，拒絕

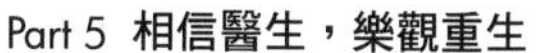
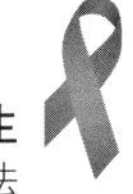

非醫生處方的藥草或神奇療法。「病人不懂或說不清楚的東西，絕對不要拿自己的身體來實驗。自己當醫生，有可能害了自己。」和醫生百分之百合作，使她迅速復原。

有些事情沒有答案
只能面對，順其自然向前走

和其他病人呼天搶地、自怨自艾不同，梁瓊白病後並不想反復探討：為什麼自己會得乳癌？更不喜歡見人就訴苦或一再重複治療的經過，她拜託大家不要來探病、不要問她同樣的問題，因為有些事沒有答案，不想浪費體力在「追根究柢，反省檢討、懺悔自責」上。

「人之所以會生病，絕不是吃錯了或染了病毒，而是身心承受極大壓力，長期累積的結果。」想通這個道理，梁瓊白決定改變個性。

「不論吃也好，養病也好，都要順乎自然。」想散步就散步，想騎車就騎車、想跑步就跑步，走不動了就回家，心血來潮就下廚動一動，讓自己體力變好，心情得到紓解，無

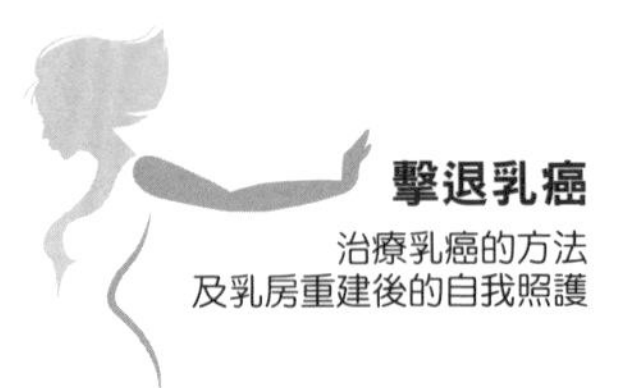

形中也分散了對疾病的注意力。

從化療期間開始，梁瓊白就拄著拐杖傘慢慢走路，即使身體不舒服也不放棄運動，如今更是天天早起到住家附近的大安森林公園繞著外圈至少走2.5公里，養成天天流汗的好習慣。她說，身體產生的廢物，以及化療、服藥產生的負擔，都必須藉由流汗排出體外，如果身體感覺緊繃，則不妨藉由拉筋動作伸展放鬆。

「不要專心當病人！」梁瓊白很不贊成有些家人要病人什麼都不要摸，整天躺在床上養病，因為這未必有利於病情。她一切隨性，偶爾和朋友喝下午茶。

梁瓊白年輕時曾因壓力過大罹患甲狀腺亢進，但當時沒警覺，不懂得紓解壓力，作息也沒調整，身體長期處於不健康的情況下，所以後來才會得乳癌，經歷大悲大痛，狠狠被敲醒，覺悟到：不管有多大的財富、權力，一旦生病，就全是空的！

生病後，她發覺自己變「糊塗」了，很快就忘記不愉快的事，生活因此變得更自在、更愉快。梁瓊白笑言：人，難得糊塗，但必須糊塗。她回首一生，自認比別人更認真努

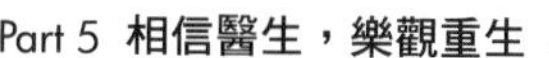
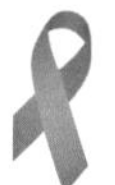

力、更願意吃苦，雖然努力衝刺也獲得一些成果，但仔細想想：自己真的有比別人好嗎？所得有比別人多嗎？想想，真的不必太在意！因為「命裡有時終須有，命裡無時莫強求！」老祖宗的智慧之言，寓意深長。

梁瓊白病後也發現，自己不在時，同仁照樣能把工作做好。回顧過去常用高標準要求自己和別人，如今發覺「60分」和「90分」兩者間並沒有相差太多嘛。「盡其在我，其他差不多就好了！」

（採訪整理／張慧心）

5-2

陽明大學生理學教授賈愛華：抗癌時別忘了苦中作樂，鼓舞低潮的自己

愛美是女人的天性，擁有迷人雙峰，更被視為是女性的第二生命。根據國健署2016年發布的癌症統計資料，在臺灣，平均每46.6分鐘就有一人罹患乳癌，每年新增人數之快，值得所有女性注意。

陽明大學生理學教授賈愛華，在2009年底，因主動參與乳房健康檢查，意外揪出乳癌。歷經震驚、憂鬱等心境轉折後，她憑藉著醫學專業與樂觀個性，積極尋求對身體傷害最低的抗癌戰略，活出與乳癌共舞的快樂人生。

警覺「在劫難逃」積極篩檢助揪癌

陽明大學生理學研究所教授賈愛華，2014年以專家、病友的「雙重身分」，與同校照拂她多年的中醫婦科專家賴榮年醫師，共同出版了《中西醫併治夾擊乳癌》一書。回憶被確診的經過，賈愛華教授提到，近年媒體對乳癌的報導越來越頻繁；加上長期在陽明大學任教的她，接連聽聞同校年輕女教授、男同事的妻子們，陸續發現乳癌，讓她提高警覺，動了乳房健康檢查的念頭。

在此之前，賈愛華教授並沒有定時進行乳房健檢的習慣，對於右邊腋下的疼痛，也總視為五十肩的反射痛。「當時身邊充斥乳癌駭人氛圍，讓我不免擔心，自己該不會也在劫難逃吧？」就這樣，促使她在2009年底，主動向校方的護理站登記進行乳房健康檢查，果然於2010年初確診罹患惡性乳癌。

賈愛華表示，當年她59歲，「獲知罹患乳癌，猶如晴天霹靂。」不但老公、小孩震驚慌亂，身為病人的她，也對未來感到恐慌與不知所措，擔心乳癌是生命盡頭的宣判，不知怎麼做才能救自己？

所幸，身為生理學教授，她很清楚，除了得嚴遵西醫精湛的療程，大破乳癌病灶外，在手術、化療、放療對癌細胞與正常細胞皆趕盡殺絕的同時，也必需爭取「搭配中醫調養」。因此，當下賈愛華立即求助任教於同校傳統醫學研究所的賴榮年教授，以求獲得國家醫療體系中醫學的額外照顧，降低療程中對正常細胞的殺傷力以及療程中的疼痛指數，使她能保有正常生活，不致因乳癌干擾而失去職場工作。

找專業「解鈴人」治療病痛
高潮我鼓勵低潮我，點燃鬥志

賈愛華回憶，化療會導致頭髮脫落、指甲皮膚變黑、變薄變醜，「稍微施力開個罐蓋，都會讓指甲斷裂」，而口腔與腸胃道表皮的神經受損，則導致她食之無味。

面對治療後的不適，她堅信：「解鈴還需繫鈴人」，不應封閉自己，獨自面對困難。於是，賈愛華把「病痛的我」，全權交給專業的中西醫療團隊處理，積極接受多方正規治療，同時放大「健康的自己」，安慰因治療而失去生活

品質和尊嚴的自我，更不容許因身體暫時的病痛和困頓而失去鬥志。

賈愛華趁治療空檔，身體比較舒適時，會聽聽音樂，做做以往喜歡的事來放鬆心情，「每日以短暫高潮、精力充沛的我，照顧、鼓勵長期處於低潮疲憊無力的我。」在生活上，她也學習更貼心地照顧自己。

在化療開始前，她會把握僅存的好時光，先款待自己，擠在人群中欣賞費玉清的演唱會，將以往平日想做卻沒達成的心願，快點如願完成，否則，不知未來何時才能有機會圓夢。

化療、放療期間，因白血球數量下降，抵抗力變差，賈愛華出入醫院都會戴口罩，盡量避免去人多的公共場所，降低受病菌感染的機會。面對化、放療的不適，賈愛華都盡量學習「阿信」堅忍的精神，感恩平安地度過。她覺得在治療期間，最大的改變是「調整心態」，拋下那個原本事事追求完美的自己，改崇尚「60分主義」，不需事必躬親處理，不事事操心，才能於繁忙的正規生活中爭取更多休息、與健康復原的機會。

積極治療
聽到好建議，立刻查證執行

從發現、確診到手術摘除，個性積極的賈愛華教授，以不到兩周時間完成。雖然生性樂觀，但癌魔當前，她還是歷經了失魂落魄、慌亂遊蕩的日子。她回憶，某次她與超市的收銀小姐吐苦水「我得了乳癌不知該怎麼辦？」，吸引到一名中年男士，介紹她服用L-glutamine的胺基酸粉來吃。

她一回家後，立刻發揮醫學的專業知識，上學術網站求證，查出了L-glutamine是個可提供口腔及腸胃黏膜上皮細胞生成所需的特殊蛋白質。由於癌病患者在化療後，容易發生口腔潰瘍，這類營養補充品，可維持口腔與消化道表皮的完整性，降低化療不適。

面對好的建議，賈愛華查證確定後，就會立即執行，主動維護身體健康，使病體不致惡化太快。

定期追蹤病情
多愛自己、排除不必要的壓力

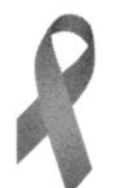

賈愛華表示，過去常忙於學術工作而熬夜，一天常睡不到3小時，但罹癌後，開始重新調整作息，每天多留一點時間聽音樂，或把做家事當運動，不做過度的允諾，「多愛自己一點」，把不必要的壓力一一排除。因為多休息，保持身心靈健康，有助於對抗病魔。

回首超過7年的抗癌時光，越活越快樂的賈愛華表示，生老病死是人生常態的一部分，現在因科技進步才誕生「乳癌」這個新名詞，百年前的古人根本不認識什麼是癌症，死了也將其視為自然地壽歸正寢之一。賈教授深信，百年之後乳癌將和天花、霍亂一樣回歸為歷史名詞，不再有人因它傷亡。

然而，目前仍處於乳癌歷史的過渡期，雖然醫界進步，但還是沒有找到根治乳癌的萬全策略，故患者必須以延長生命為目標，學習如何與癌症和平共處，努力活得好是每個病友的職責與每日必須學習面對的課題。別忘了英國全身癱瘓不能發聲的著名物理學家與宇宙學家史蒂芬霍金（Stephen Hawking）鼓勵我們說「只要活著就有希望」，他雖擁有不堪的身體多年，卻不曾放棄自我，還快樂地領導群英探索宇宙！因此，同為乳癌年代的受難人，豈能輕易放棄「生為

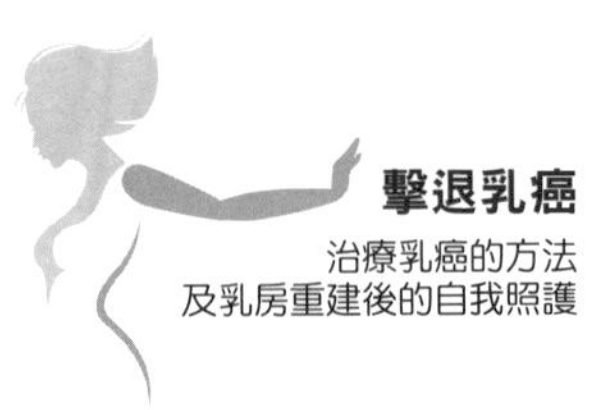

人」之重責、幸福與權利。

除了效法聖嚴法師的「面對它、接受它、處理它、放下它」，賈愛華建議乳癌病友，不要過度執著、放大癌病的痛苦，相信就算罹患乳癌，也要一邊抗癌，一邊苦中作樂，不受乳病生活瑣事干擾，而輕言放棄天空任鳥飛，海闊任魚躍，擁有生命快樂與生活尊嚴、幸福的權利。

在生活中，除了飲食均衡、作息正常，與定期接受乳房檢查外，賈愛華教授也再三提醒，民眾與癌友應當心「禍從口入」，避免使用含塑化劑等塑膠材質的食具，多吃天然、原形的粗食，少吃加工的精緻食品，避免誤食環境荷爾蒙污染之食物與水，這樣才可充分確保自己遠離癌病再犯。

（採訪整理／陳軒凡）

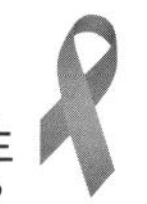

5-3

乳癌病友想出國旅遊，該注意哪些事？

乳癌患者若想出國旅行散心，排遣治療時的煩悶，哪些環節要注意？

乳癌病友協會曾在2014年發布一份調查報告，顯示晚期乳癌病友如能多活一年，最想完成的前3名心願，分別為長途旅行、參加孩子婚禮或畢業典禮，以及與好友相聚。一般乳癌病友，因定期化療與抗癌不適的限制，不敢奢望長途、出國旅行。陽明大學生理學研究所教授賈愛華，以過來人經驗提醒乳癌病友，只要行前準備周全，並請醫師建議何時旅遊為佳，出國旅行其實並不難！

賈愛華教授在7年前發現得了乳癌後積極治療，曾在完成第5次化療後，參與伊朗的世界大會及其精心安排的當地旅遊。在評估是否出發前，包括兄弟姐妹們、老公與孩子們，都擔心她赴伊朗旅遊，會「直著出國、橫躺回來」，常三更半夜輪流打電話，要她打消念頭。

當時她剛完成化療，身體感官除了眼睛視覺正常外，鼻、舌、身、觸皆失靈，不只失去所有對甜鹹苦辣的味覺與冷熱覺，還多了無所不在的痛覺，面對枯燥寂寞的抗癌生活，她想起年輕時赴美求學前，曾問學姊如何打發在異國讀書枯燥無聊的時光，學姊回答：「人看人，也很有趣！」，因此，為了轉移鬱悶的心情，享受「眼睛吃冰淇淋」的樂趣，她毅然決然接受伊朗皇家醫學會的邀約，前往伊朗，做學術演講、研究交流和旅遊，丈夫與二女兒不放心她的身體狀況，最後被迫一起同行。究竟乳癌病友想長途旅遊，有哪些事項要當心？

1 優先考量身體狀況 不影響治療才可行

雖然大膽出國旅行，但賈愛華教授行前準備非常嚴謹。當時剛做完第5次化療的她，事前（至少3個月前）商請醫師

幫忙調整療程，重新確定化療與就醫日期，在醫師確定身體狀況許可，不影響治療的狀況下，才騰出2周的空檔旅遊。

乳癌防治基金會總監蔡愛真分析，一般而言不建議病友在化療和放療時期出遠門，一定要與主治醫師商量，評估是否可行才能規劃去旅行，否則一般會建議忍一忍，待化、放療結束後再去。

然而，賈教授觀察，發現一般癌友常因撐不住化療的苦痛，擅自與主治醫師乞討減少療程次數，甚至因此放棄治療。她認為，與其因治療不夠徹底，導致癌症復發，倒不如和醫師討論，從事國內或國外旅遊，輕鬆享受一下異地療養的樂趣，西洋小說常有因病被醫生安排暫時離開緊張的職場，赴鄉下親友家療養的劇情，其實不無道理。

賈教授因此建議癌友，不妨於療程中，安排一趟旅行，讓自己暫時放下眼前的病苦、悲愁、不安與恐懼，徹底放鬆一下，為自己在苦難化療的生命樂章中添上美麗的休止符！

2 出遊地以安全友善衛生良好處較適宜

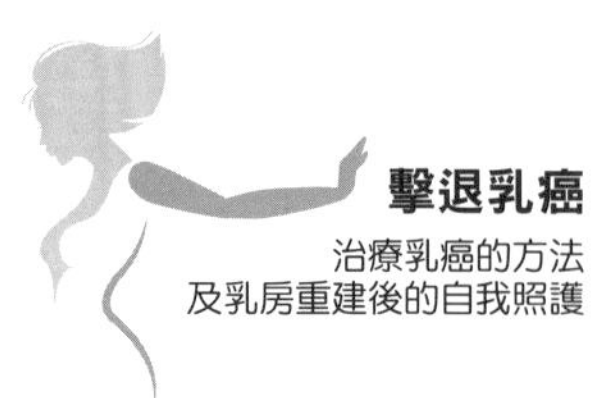

至於旅行地點，賈愛華教授建議，由於癌症患者抵抗力與體力不佳，最好選擇友善安全、交通便利、治安與衛生良好、生活規矩的國家，才能夠真正在異鄉放鬆身心，享受旅遊真正的樂趣。但若出現身體不適等現象，就應立即就醫，詳細報告旅遊史，才能避免因旅遊衍生的後遺症。

在出國旅遊期間，賈愛華教授除了會備妥口罩、酒精消毒棉片等預防感染的「護身符」，也會自己帶一份個人藥品，並多準備一份相同的藥物，請家人代為保管，這樣假如必吃的藥物不見了，才有備用藥物可應急。

3 均衡飲食、配合體力 心情愉悅最重要

一般乳癌病友長途旅行，多半是已完成治療，處於追蹤階段，此時病人已回歸到正常飲食，蔡愛真總監說，均衡飲食是最重要的，要少油、少糖、少鹽。賈愛華教授則提醒，癌友旅行時，行程不可太緊湊勞累，要配合個人體力，事先與導遊討論旅遊行程，若發現體力不濟，寧可臨時放棄太勞

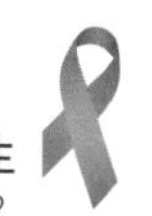

累的行程，一方面可避免拖累家人，另一方面也不會干擾其他團友快樂出遊的興致。

4 飲食掌握大方向 油炸物先過水再吃

乳癌防治基金會營養師柳秀乖指出，出門在外，飲食能選擇的不多，只能盡量避免，例如：盡量不吃油炸物，如果食物過於油膩，可浸過開水後再食用，就可去掉大部份的油，吃起來也較無負擔。

榮新診所營養師李婉萍認為，出去玩最重要的就是放鬆心情，心情快樂絕對比餐餐斤斤計較來得好，「玩的時候就把吃先放著吧！」

一般外出旅遊大多5天，最多14天，心情愉悅勝過飲食健康，而飲食健康平常就要維持。

5 避免攝取乳酪製品 可用燒烤取代油炸

如果乳癌病友能夠選擇，李婉萍營養師建議，盡量不要大魚大肉，不要攝取過多的動物性脂肪，如果有牛排、羊排和魚肉可選擇，就選魚肉，相對脂肪含量低；若只有炸雞、烤雞，當然建議烤雞。

如果到歐美旅遊，餐餐幾乎都有乳酪，李婉萍營養師提醒病友，乳酪是飽和脂肪高的食物，千萬不要吃太多，倘若旅行回來胖了3、4公斤，就得趕快減肥，否則肥胖不只對乳癌病友不好，對健康的人也不好。

（採訪整理／陳軒凡、周子嵐、蔡睿縈）

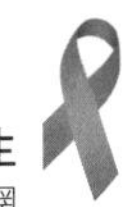

5-4 【抗癌加油站】全國乳癌病友團體聯絡網

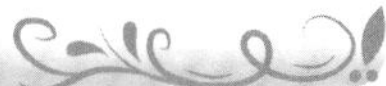

【全國乳癌病友的娘家】

乳癌防治基金會（02）23924115

癌症希望基金會（02）33226286

台灣癌症基金會（02）87879907

中華民國乳癌病友協會（02）25578050、25520505

區域	中華民國乳癌病友協會會員團體	電話
北區	勇源輔大乳癌基金會	（02）29056710
	台大真善美俱樂部	（02）23123456#67454
	台北市溫馨協會	（02）27219928
	馬偕有愛關懷聯誼會	（02）25433535#2695
	台北仁愛關懷聯誼會	（02）27093600#3519
	康泰開懷聯誼會	（02）23657780#21、22
	百合溫馨關懷聯誼會	（02）27372181#3546

區域	團體	電話
北區	北榮同心緣聯誼會	（02）66118891
	振興常喜樂俱樂部	（02）28264400#2582
	耕莘乳癌關懷聯誼會	（02）22193391#65132
	林口長庚向日葵關懷聯誼會	（03）3281200#3114
	台北長庚向日葵關懷聯誼會	（02）27135211#3145
	三總康乃馨團體	（02）87923311#88024
	台灣乳房重建協會	（03）3281200#2172
	桃園康乃馨姐妹會	（03）3699721#3030
	萬芳綺麗人生聯誼會	（02）29307930#1862
	新光好姐妹聯誼會	（02）28820358
	國泰登峰聯誼會	（02）27082121#1905
中區	中國圓緣俱樂部	（04）22052121#1466
	台中市開懷協會	（04）24625990
	仁愛汝顏之友聯誼會	（04）24819900#1419
	彰基丰采關懷團體	0809-025123
	彰化秀傳蘭心聯誼會	（04）7256166#66356
	聖馬爾定曙光俱樂部	（05）2756000#1858
	台中美麗人生乳癌關懷俱樂部	（04）22294411#2130
	嘉義木蘭聯誼會	（05）2319090#2004
	嘉義布雷絲特聯誼會	（05）2765041#7180
南區	高醫木棉花關懷俱樂部	（07）3121101#5251、5254
	高雄市雙峰關懷協會	（07）5539205、5539234

<table>
<tr><td rowspan="3">南區</td><td>高雄市心手相連關懷協會</td><td>（07）2691803</td></tr>
<tr><td>高榮蓮馨俱樂部</td><td>（07）3468028</td></tr>
<tr><td>屏基美麗人生俱樂部</td><td>（08）7368686#2416、2417</td></tr>
<tr><td rowspan="4">東區及離島</td><td>澎湖彩繪人生協會</td><td>（06）9262965</td></tr>
<tr><td>宜蘭縣蘭花婦女關懷協會</td><td>（03）9543131#3211</td></tr>
<tr><td>宜蘭互勵關懷聯誼會</td><td>（03）9325192#1151</td></tr>
<tr><td>慈馨聯誼會</td><td>0970-332828</td></tr>
<tr><td rowspan="16">尚未加入乳癌病友協會之病友團體</td><th>團體名稱</th><th>電話</th></tr>
<tr><td>台東百合溫馨聯誼會</td><td>（089）343340</td></tr>
<tr><td>丹楓聯誼會</td><td>（02）23889595#2023</td></tr>
<tr><td>鍾愛一生聯誼會</td><td>（02）26723456#1051、1052</td></tr>
<tr><td>婦幼馨懷聯誼會</td><td>（02）23936926</td></tr>
<tr><td>和信紫羅蘭聯誼會</td><td>（02）28970011#3961</td></tr>
<tr><td>新竹新月聯誼會</td><td>（03）5326151#4004、4005</td></tr>
<tr><td>乳癌病友會</td><td>（04）24739595#34966</td></tr>
<tr><td>光田粉紅人生俱樂部</td><td>（04）26625111#2152</td></tr>
<tr><td>豐原花木蘭俱樂部</td><td>（04）25271180#2129</td></tr>
<tr><td>奇美美祺俱樂部</td><td>（06）2812811#2127</td></tr>
<tr><td>花蓮心靈飛揚支持團體</td><td>0935-631248</td></tr>
<tr><td>花蓮鍾愛一生聯誼會</td><td>（03）8241136</td></tr>
<tr><td>義守康乃馨病友會</td><td>（07）6150011#5200</td></tr>
<tr><td>嘉義長庚康乃馨病友會</td><td>（05）3621000#2774</td></tr>
</table>

資料來源／中華民國乳癌病友協會

編輯後記

獻給乳癌病友及家屬最溫暖的陪伴照護書

文／葉雅馨（大家健康雜誌總編輯）

當醫師告訴病人「妳得了乳癌」，相信病人心裡慌亂、焦慮緊張、不知所措、沉重……是必然。有人或許會納悶自己平時很注重健康，為什麼會得病？檢視自己的家族史及所有生活作息、飲食習慣，還是很難接受這個罹癌的事實，這時該怎麼面對自己的負面情緒及癌病？

通常罹癌病人在心理層面會經歷幾個過程：一開始會「否定」，不相信自己罹癌，想逃避、不想有任何接觸；接著會有「憤怒」的情緒產生，怨恨為何命運不公平，怎麼會罹癌；然後會進入「憂鬱」的困擾，心情低落，無助、放棄，否定自己存在的價值，胡思亂想；度過前面三個階段，才會接受及「面對」，配合醫療處置，願意談如何治療及進入癌病治療階段。過程中要經歷到接受面對，親友和家屬的力量不可少。

《擊退乳癌：治療乳癌的方法及乳房重建後的自我照護》一書，除了治療及手術之後的照護外，編輯部製作本書與市面乳癌防治書籍最不同的地方，就在心理層面的思考面對及家屬照護建議上。

每個病人接受這段心理過程的時間長短與心情起伏高低都不一樣，如果身邊的家人及親友能理解，並且在適當的時候安慰病友，以傾聽來陪伴，往往能幫病友更積極勇敢地面對。

本書的《PART4心理調適，走出低谷》一章給病友看，家屬更應該閱讀。書中有案例的參考、關心如何說出口的方法、減緩照護者自身的壓力，及讓不幸罹患乳癌的親人克服恐懼……，在彼此充分溝通下，抗癌的路才能更順利的走過。

《PART 5 相信醫生，樂歡重生》感謝美食家梁瓊白老師、陽明大學賈愛華教授讓我們報導分享她們勇於抗癌的故事，她們積極樂觀的接受治療，給病友們很好的激勵及示範。本書同時感謝她們兩人及乳癌病友協會祕書長林葳婕的推薦。

最後更感謝臺大醫學院外科名譽教授張金堅及臺北榮總乳房醫學中心主任曾令民，兩位醫師的審訂，並為這本實用照護的書籍寫了簡要的導讀。期望這本書給乳癌病友及家屬需要的幫助。

董氏基金會《大家健康雜誌》出版品介紹

保健生活系列

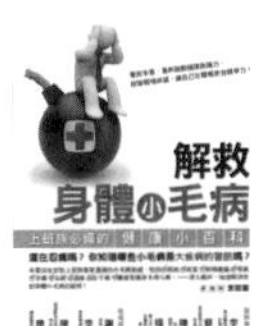

解救身體小毛病：上班族必備的健康小百科

定價／320元　總編輯／葉雅馨

本書針對上班族最常遭遇的小毛病困擾，包括頭痛、感冒、胃痛、牙痛、失眠、過敏、肚子痛、眼睛痠痛、腰痠背痛等大疼小痛，一一深入解析，快速解決你對身體小毛病的疑惑！

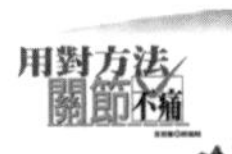

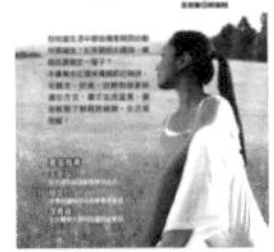

用對方法，關節不痛

定價／250元　總編輯／葉雅馨

你知道生活中哪些傷害關節的動作要避免？如果關節炎纏身，痠痛就要跟定一輩子？本書教你正確保養關節的祕訣，從觀念、飲食、治療到居家照護的方法，圖文並茂呈現，讓你輕鬆了解關節健康，生活零阻礙！

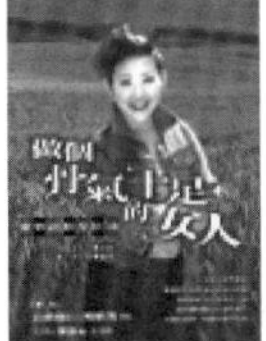

做個骨氣十足的女人—骨質疏鬆全防治

定價／220元　策劃／葉金川　編著／董氏基金會

作者群含括國內各大醫院的醫師，以其對骨質疏鬆症豐富的臨床經驗與醫學研究，期望透過此書的出版，民眾對骨質疏鬆症具有更深入的認識，並將預防的觀念推廣至社會大眾。

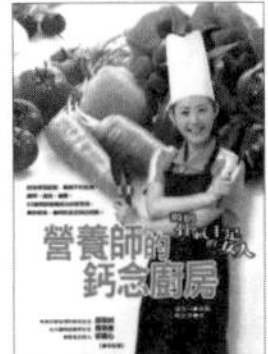

做個骨氣十足的女人一營養師的鈣念廚房

定價／250元　策劃／葉金川　作者／鄭金寶

詳載各道菜餚的烹飪步驟及所需準備的各式食材，並在文中註名此道菜的含鈣量及其他營養價值。讀者可依口味自行安排餐點，讓您吃得健康的同時，又可享受到美味。

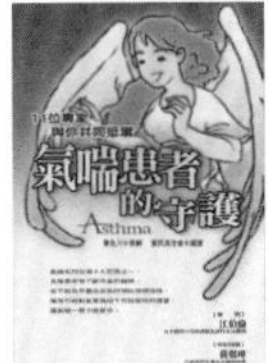

氣喘患者的守護—11位專家與你共同抵禦

定價／260元　策劃／葉金川　審閱／江伯倫

氣喘是可以預防與良好控制的疾病，關鍵在於我們對氣喘的認識多寡，以及日常生活細節的注意與實踐。本書從認識氣喘開始，介紹氣喘的病因、藥物治療與病患的照顧方式，為何老是復發？面臨季節轉換、運動、感染疾病時應有的預防觀念，進一步教導讀者自我照顧與居家、工作的防護原則，強壯呼吸道機能的體能鍛鍊；最後以問答的方式，重整氣喘的各項相關知識，提供氣喘患者具體可行的保健方式。

董氏基金會《大家健康雜誌》出版品介紹

保健生活系列

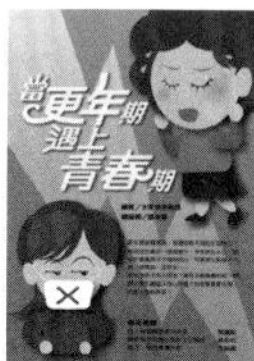

當更年期遇上青春期

定價／280元　編著／大家健康雜誌　總編輯／葉雅馨

更年期與青春期，有著相對不同的生理變化，兩個世代處於一個屋簷下，不免迸出火花，妳或許會氣孩子不懂妳的心，可是想化解親子代溝，差異卻一直存在……想成為孩子的大朋友？讓孩子聽媽媽的話？想解決更年期惱人身心問題？自在享受更年期，本書告訴妳答案！

健康樂活系列

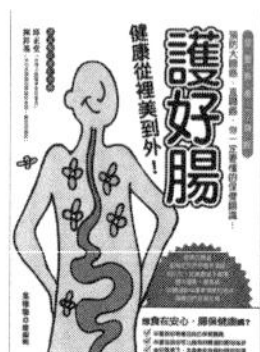

護好腸，健康從裡美到外！

定價／280元　總編輯／葉雅馨

想食在安心、腸保健康，實踐健康無毒的飲食生活嗎？本書教你易懂該做的保健「腸」識，告訴你可以擁有好腸道的實用祕訣。食安風暴下，本書教你自保的用油知識，教你分辨真假食物，為自己調整飲食習慣。

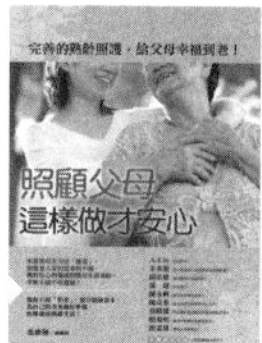

照顧父母，這樣做才安心

定價／280元　總編輯／葉雅馨

本書教你全方位「懂老」：察覺老人家的需求與不適，做對貼心的健康照護及生活協助，孝親才能不留遺憾！教你不用「怕老」：儲存健康資本，為自己的老後做好準備，快樂迎接熟齡生活！

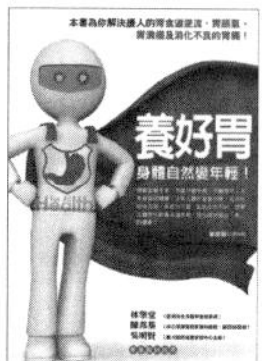

養好胃，身體自然變年輕！

定價／250元　總編輯／葉雅馨

想要身體回春變年輕？本書為你找到真正維持青春的關鍵祕密！你知道養好胃的重要嗎？維持青春好氣色的關鍵就在「胃」。胃部的健康，主宰人體的營養供應，若消化吸收力弱，免疫力下降，氣色自然不好，想要比實際年齡看來還年輕，就要趕快懂得如何「養好胃」的健康！

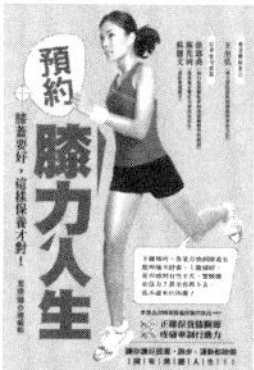

預約膝力人生：膝蓋要好，這樣保養才對！

定價／250元　總編輯／葉雅馨

本書除了教你認識膝關節、正確的保養知識，更有運動防護的實戰解答，尤其瘋路跑、迷上路跑，又怕傷膝蓋怎麼辦？本書完整教你：正確的跑步方式，跑步前後該注意的事項，如何預防膝蓋傷害、如何透過練習、聰明飲食，讓自己身體更有能量！

董氏基金會《大家健康雜誌》出版品介紹

健康樂活系列

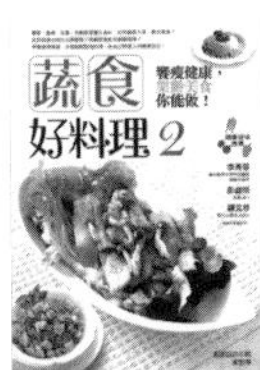

蔬食好料理2：饗瘦健康，樂齡美食你能做！

定價／350元　作者／吳黎華

藜麥、香椿、蒟蒻、杏鮑菇等養生食材，如何創意入菜，煮出美食？天然蔬食也能吃出異國風？熟齡飲食如何兼顧美味？學會書中食譜，你也能輕鬆做料理，為自己和家人的健康加分！

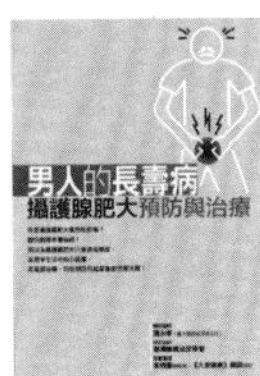

男人的長壽病：攝護腺肥大預防與治療

定價／250元　總編輯／葉雅馨　採訪整理／《大家健康》雜誌　審訂／蒲永孝

你是攝護腺肥大高危險群嗎？男性的攝護腺會依年齡增加而肥大，另外像司機、廚師、老師等需久坐久站、常憋尿的職業也得當心，以免攝護腺肥大引發頻尿、夜尿等排尿困難。若延誤治療，到後期恐引起尿毒症而要洗腎！

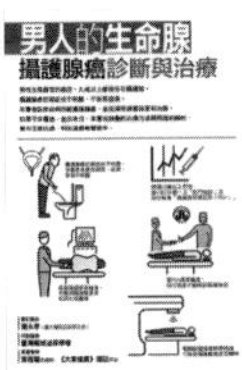

男人的生命腺：攝護腺癌診斷與治療

定價／250元　總編輯／葉雅馨　採訪整理／《大家健康》雜誌　審訂／蒲永孝

男性生殖器官的癌症，九成以上都發生在攝護腺。攝護腺癌初期症狀不明顯，不容易發現。本書告訴你如何防範攝護腺癌，並接受適當檢查和治療。如果不幸罹癌，本書有詳盡的治療方法與照護的解析，幫你正確抗癌，對抗這個無聲殺手。

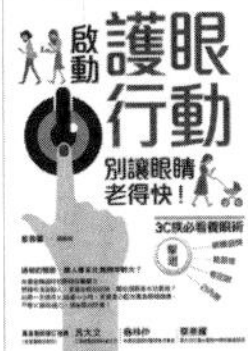

啟動護眼行動，別讓眼睛老得快！

定價／250元　總編輯／葉雅馨　採訪整理／大家健康雜誌

本書逆轉過時的眼睛保養觀念，想擁有清澈動人、更顯年輕的明眸，哪些護眼基本功要做？如果一天使用3C超過10小時，不想3C損耗視力，趕快翻閱本書，教你防備！

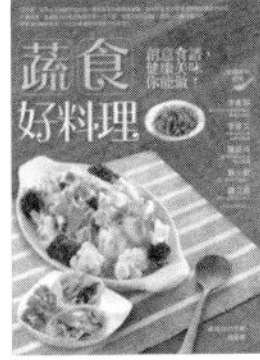

蔬食好料理：創意食譜，健康美味你能做！

定價／350元　作者／吳黎華

這本書為想追求健康窈窕的你，帶來做菜的樂趣與驚喜，教你輕鬆煮出蔬食清爽無負擔的好味道。你會發現高纖低卡的青菜料理不再一成不變，意想不到的搭配，讓每一口都充滿巧思。學會這些創意食譜，你也能變身時尚健康的飲食達人。

董氏基金會《大家健康雜誌》出版品介紹

健康樂活系列

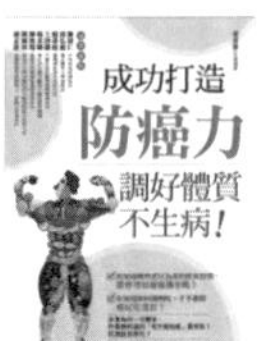

成功打造防癌力，調好體質不生病！

定價／250元　總編輯／葉雅馨

你知道哪些習以為常的飲食習慣，卻會增加罹癌機率嗎？你知道如何聰明吃，才不會將癌症吃進肚？本書為你一次解答，你最想知道的「吃什麼防癌」最有效？抗癌該怎麼吃？教你了解身體警訊，降低發炎機會，全方位打造防癌力！

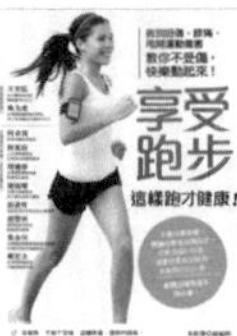

享受跑步，這樣跑才健康！

定價／280元　總編輯／葉雅馨

本書教你用對方法跑步，告別扭傷、膝痛，甩開運動傷害，做好運動前後該做的事，讓你輕鬆自在玩跑步！你不必再受限坊間書籍強調的標準姿勢跑法，本書告訴你，只要找到身體的協調性，你也能跑出節奏和步調，享受屬於自己的跑步生活！

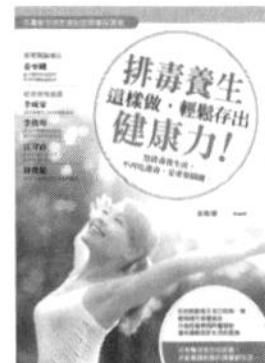

排毒養生這樣做，輕鬆存出健康力！

定價／250元　總編輯／葉雅馨

想排毒養生，就要從避免吃進毒開始。本書教你挑選食材的訣，無毒的採買術，同時提醒留意烹煮的鍋具，不要把毒吃下肚。教你懂得居家防毒，防範生活中的毒素，包括室內空氣污染物、環境荷爾蒙等。最後，釐清養生觀念及迷思，為身體存出健康力！

悅讀精選系列

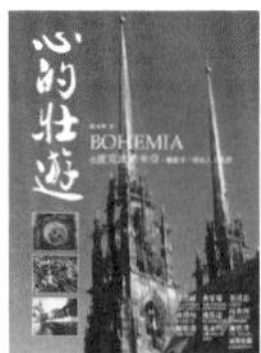

心的壯遊：從捷克波希米亞，觸動不一樣的人文風情

定價／380元　作者／謝孟雄

捷克，浪漫迷人的波希米亞風情，幾經歷史洗禮、文化淬鍊，造就今日擁有12處世界文化遺產。本書以攝影家的運鏡，文史家的宏觀，用「心」帶你看到布拉格的絕美、卡羅維瓦利迷人的溫泉景緻、克魯姆洛夫保留的世遺風貌，以及庫特納霍拉變化萬千的人骨教堂……

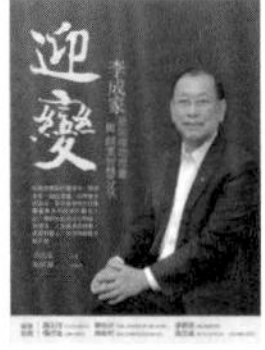

迎變：李成家正向成功思維與創業智慧分享

定價／380元　口述／李成家　總編輯／葉雅馨

你是等待機會的人，還是做好準備的人？一個原本來自屏東鄉下的年輕人，如何看到處處是機會？多年後，又如何能成就擁有三家上市櫃公司？美吾華懷特生技集團董事長李成家不藏私，分享人生的正向成功思維與創業經營智慧！

董氏基金會《大家健康雜誌》出版品介紹

悅讀精選系列

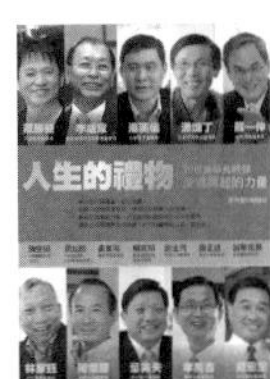

人生的禮物：10個董事長教你逆境再起的力量

定價／280元　總編輯／葉雅馨

跟著10個超級董事長，學成功經驗與人生歷練！本書集結王品集團董事長戴勝益、美吾華懷特生技集團董事長李成家、台達電子董事長海英俊、全家便利商店董事長潘進丁、和泰興業董事長蘇一仲、八方雲集董事長林家鈺、合隆毛廠董事長陳焜耀、億光電子董事長葉寅夫、康軒文教董事長李萬吉、宏全國際董事長戴宏全等10個知名企業領導人，收錄他們精彩的故事與人生歷練。

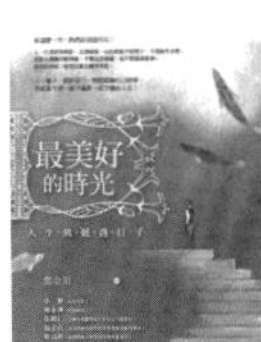

最美好的時光：人生無憾過日子

定價／380元　作者／葉金川

罹癌康復後的葉金川珍視眼前的每一刻，他知道有一天必須跟親友說再見，因而寫下了對生命的提醒：「人一生要活得精彩、走得帥氣，走的時候不要管子、不須維生治療；死後大體器官要捐贈，不要追思葬禮，也不要墓園墓碑；想我的時候，就到合歡北峰來看我。人一輩子，就該留下一些能感動自己的事！」

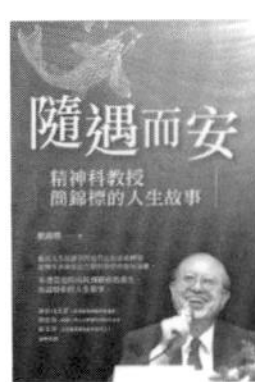

隨遇而安：精神科教授簡錦標的人生故事

定價／400元　作者／簡錦標

簡錦標教授是臺灣精神科醫學的權威，曾任臺北市立療養院院長、中華民國精神醫學會理事長，他的人生經歷臺灣近代史的滄桑轉變，從醫生涯就如近代精神醫學的發展演進！臺灣第一個精神官能症病友團體生活調適愛心會即為他所創立，也帶起臺灣團體治療的趨勢。本書從他的成長到罹癌的重生，敘說精彩的人生故事。書中呈現一個精神科醫師對生命的思考、人生的體悟，以及面對癌症的勇氣！

心靈關係系列

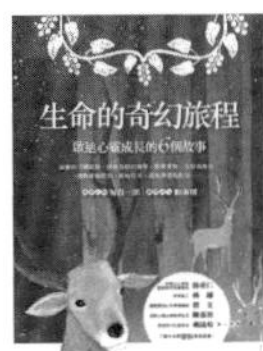

生命的奇幻旅程：啟迪心靈成長的6個故事

定價／350元　作者／堀貞一郎　譯者／賴東明

如果有一隻魔法鉛筆，能夠讓你畫出想要的東西，實現願望，你想畫什麼？想體會不同的生命價值，展開一段有憂傷、有甜美的人生旅程嗎？日本創意大師堀貞一郎與臺灣廣告教父賴東明，聯手打造讓你重拾童心，重新體悟人生的真情有感書！

紓壓：找到工作的幸福感

定價／280元　總編輯／葉雅馨

為什麼有人可以輕鬆搞定壓力，壓力愈大業績愈好？為什麼愈快樂的員工，生產力、銷售成績比一般員工高？想要樂在工作、提升職場競爭力嗎？搞懂紓壓的祕訣與情緒管理的技巧，你就能掌握職場成功的關鍵！

董氏基金會《大家健康雜誌》出版品介紹

公共衛生系列

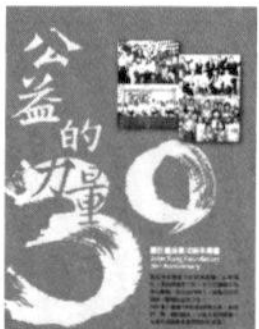

公益的力量：董氏基金會30周年專書

定價／300元

董氏基金會致力於菸害防制、心理衛生、食品營養等工作，全方位關懷全民身心健康，在公益的路上，展現公益的價值，顯現公益的力量。30年來，感謝所有人的鼓勵與支持，陪我們一點一滴的成長。守護全民的健康，是董氏基金會永遠的堅持和承諾！

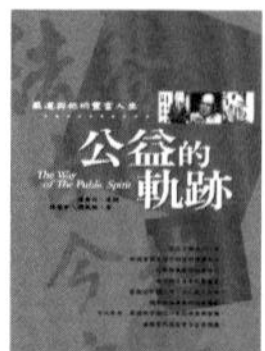

公益的軌跡

定價／260元　策劃／葉金川　作者／張慧中、劉敬姮

記錄董氏基金會創辦人嚴道自大陸到香港、巴西，輾轉來到台灣的歷程，很少人能夠像他有這樣的機會，擁有如此豐富的人生閱歷。他的故事，是一部真正有色彩、有內涵的美麗人生，從平凡之中看見大道理，從一點一滴之中，看見一個把握原則、堅持到底、熱愛生命、關懷社會，真正是「一路走來，始終如一」的勇者。

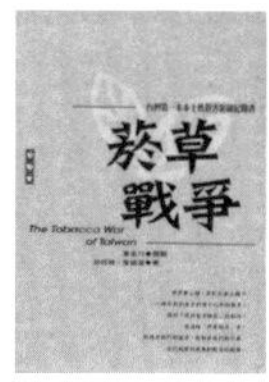

菸草戰爭

定價／250元　策劃／葉金川　作者／林妏純、詹建富

這本書描述台灣菸害防制工作的歷程，並記錄這項工作所有無名英雄的成就，從中美菸酒談判、菸害防制法的通過、菸品健康捐的開徵等。定名「菸草戰爭」，「戰爭」一詞主要是形容在菸害防制過程中的激烈與堅持，雖然戰爭是殘酷的，卻也是不得已的手段，而與其說這是反菸團體與菸商的對決、或是吸菸者心中存在戒菸與否的猶豫掙扎，不如說這本書的戰爭指的是人類面對疾病與健康的選擇。

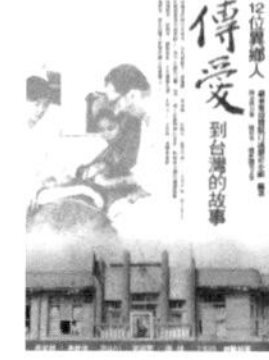

12位異鄉人傳愛到台灣的故事

定價／300元　編著／羅東聖母醫院口述歷史小組

你願意把60年的時光，無私奉獻在一個團體、一個島嶼、一群與你「語言不通」、「文化不同」的人身上？本書敘述著12個異國人，從年少就到台灣，他們一輩子把最精華的青春，都留在台灣的偏遠地區，為殘障者、智障者、結核病患、小兒麻痺兒童、失智老人、原住民、弱勢者服務，他們是一群比台灣人更愛台灣人的異鄉人……

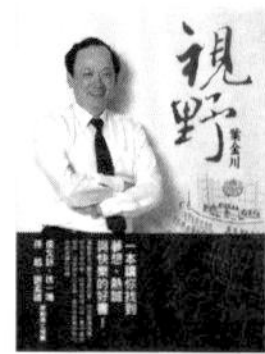

視野

定價／300元　作者／葉金川

侯文詠、孫越、徐一鳴、謝孟雄，感動專文推薦！

葉金川用一個又一個心情故事，讓像我這樣讀者明白：不管在什麼領域，只要存有夢想和實踐的承諾，它們一樣是有趣的！——侯文詠（作家）

書中有很多他的真情告白、對社會的關懷，與孩子一起築夢及讓人會心一笑的動人故事。——孫越（終身義工）

董氏基金會《大家健康雜誌》出版品介紹

繽紛人生系列

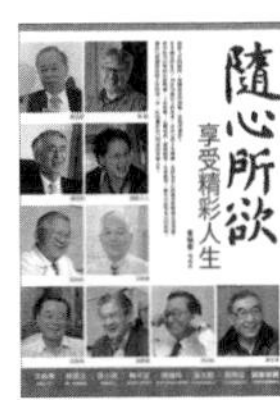

隨心所欲
享受精彩人生

定價／320元　總編輯／葉雅馨

面對人生的困局，接踵而至的挑戰，該如何應對？在不確定的年代，10位70歲以上的長者，以自己的人生歷練，告訴你安心的處世哲學與生命智慧。書中你可以學到生涯規畫、工作管理、心靈成長、愛情經營、生命教育、養生方法等多元的思考，打造屬於自己的成功幸福人生。

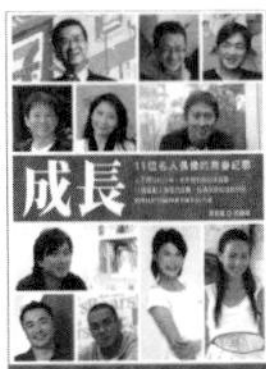

成長－11位名人偶像的青春紀事

定價／250元　總編輯／葉雅馨

人不輕狂枉少年，成長總有酸甜苦澀事。11個最動人真摯的故事，給遇到困境挫折的你，最無比的鼓勵與勇敢面對的力量。

運動紓壓系列

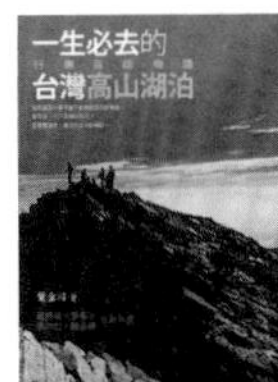

《行男百岳物語》一生必去的台灣高山湖泊

定價／280元　作者／葉金川

這是關於一位積極行動的男子和山友完成攀登百岳的故事。書裡有人與自然親近的驚險感人故事，也有一則則登高山、下湖泊的記趣；跟著閱讀的風景，你可窺見台灣高山湖泊之美。

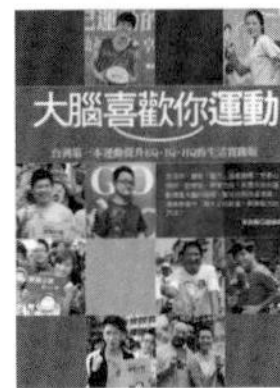

大腦喜歡你運動—
台灣第一本運動提升EQ、IQ、HQ的生活實踐版

定價／280元　總編輯／葉雅馨

生活中總被「壓力」追著跑？想要心情好、記憶強、學習力佳？本書揭示運動不只訓練肌肉，還能增進智力商數IQ、情緒商數EQ以及健康商數HQ。除了提供多種輕鬆上手的運動、更有精彩人物分享運動抗壓心得，讓你用「運動」戰勝壓力！

擊退乳癌

治療乳癌的方法及乳房重建後的自我照護

總　編　輯／葉雅馨
主　　　編／楊育浩
執 行 編 輯／蔡睿縈、林潔女、張郁梵
封 面 設 計／比比司設計工作室
內 頁 排 版／陳品方

出 版 發 行／財團法人董氏基金會《大家健康》雜誌
發行人暨董事長／謝孟雄
執　行　長／姚思遠

地　　　址／臺北市復興北路57號12樓之3
服 務 電 話／02-27766133#252
傳 真 電 話／02-27522455、02-27513606
大家健康雜誌網址／http://www.healthforall.com.tw
大家健康雜誌粉絲團／https://www.facebook.com/healthforall1985

郵 政 劃 撥／07777755
戶　　　名／財團法人董氏基金會

總　經　銷／聯合發行股份有限公司
電　　　話／02-29178022#122
傳　　　真／02-29157212

法律顧問／眾勤國際法律事務所
印刷製版／恆新彩藝有限公司

出版日期／2017年10月26日初版
定價／新臺幣280元
本書如有缺頁、裝訂錯誤、破損請寄回更換
歡迎團體訂購，另有專案優惠，
請洽02-27766133#252

國家圖書館出版品預行編目(CIP)資料

擊退乳癌：治療乳癌的方法及乳房重建後的自我照護 / 葉雅馨總編輯. -- 初版. -- 臺北市：董氏基金會<<大家健康>>雜誌, 2017.10
面；　公分. -- (健康樂活；12)
ISBN 978-986-92954-7-5(平裝)

1.乳癌 2.自我照護

416.2352　　106013540